全国中等医药卫生职业教育"十二五"规划教材

口腔正畸工艺技术

（供口腔修复工艺技术专业用）

主　编　胡景团（河南护理职业学院）

副 主 编　杜维成（山东省青岛卫生学校）
　　　　　王章正（郑州市口腔医院）

编　　委　（以姓氏笔画为序）
　　　　　马玉革（辽宁本溪卫生学校）
　　　　　王章正（郑州市口腔医院）
　　　　　杜维成（山东省青岛卫生学校）
　　　　　李　娜（河南护理职业学院）
　　　　　胡景团（河南护理职业学院）
　　　　　蒲小猛（甘肃卫生职业学院）

主　　审　古蓬勃（运城市口腔卫生学校）

中国中医药出版社

·北　京·

图书在版编目（CIP）数据

口腔正畸工艺技术/胡景团主编 . —北京：中国中医药出版社，2015.2
全国中等医药卫生职业教育"十二五"规划教材
ISBN 978 - 7 - 5132 - 1956 - 3

Ⅰ. ①口…　Ⅱ. ①胡…　Ⅲ. ①口腔正畸学 - 中等专业学校 - 教材
Ⅳ. ①R783.5

中国版本图书馆 CIP 数据核字（2014）第 143088 号

中 国 中 医 药 出 版 社 出 版
北京市朝阳区北三环东路 28 号易亨大厦 16 层
邮政编码　100013
传真　010 64405750
廊坊市三友印务装订有限公司印刷
各地新华书店经销

*

开本 787×1092　1/16　印张 13　字数 290 千字
2015 年 2 月第 1 版　2015 年 2 月第 1 次印刷
书　号　ISBN 978 - 7 - 5132 - 1956 - 3

*

定价　35.00 元
网址　www.cptcm.com

全国中等医药卫生职业教育"十二五"规划教材专家指导委员会

前　言

"全国中等医药卫生职业教育'十二五'规划教材"由中国职业技术教育学会教材工作委员会中等医药卫生职业教育教材建设研究会组织，全国120余所高等和中等医药卫生院校及相关医院、医药企业联合编写，中国中医药出版社出版。主要供全国中等医药卫生职业学校护理、助产、药剂、医学检验技术、口腔修复工艺技术专业使用。

《国家中长期教育改革和发展规划纲要（2010－2020年)》中明确提出，要大力发展职业教育，并将职业教育纳入经济社会发展和产业发展规划，使之成为推动经济发展、促进就业、改善民生、解决"三农"问题的重要途径。中等职业教育旨在满足社会对高素质劳动者和技能型人才的需求，其教材是教学的依据，在人才培养上具有举足轻重的作用。为了更好地适应我国医药卫生体制改革，适应中等医药卫生职业教育的教学发展和需求，体现国家对中等职业教育的最新教学要求，突出中等医药卫生职业教育的特色，中国职业技术教育学会教材工作委员会中等医药卫生职业教育教材建设研究会精心组织并完成了系列教材的建设工作。

本系列教材采用了"政府指导、学会主办、院校联办、出版社协办"的建设机制。2011年，在教育部宏观指导下，成立了中国职业技术教育学会教材工作委员会中等医药卫生职业教育教材建设研究会，将办公室设在中国中医药出版社，于同年即开展了系列规划教材的规划、组织工作。通过广泛调研、全国范围内主编遴选，历时近2年的时间，经过主编会议、全体编委会议、定稿会议，在700多位编者的共同努力下，完成了5个专业61本规划教材的编写工作。

本系列教材具有以下特点：

1. 以学生为中心，强调以就业为导向、以能力为本位、以岗位需求为标准的原则，按照技能型、服务型高素质劳动者的培养目标进行编写，体现"工学结合"的人才培养模式。

2. 教材内容充分体现中等医药卫生职业教育的特色，以教育部新的教学指导意见为纲领，注重针对性、适用性以及实用性，贴近学生、贴近岗位、贴近社会，符合中职教学实际。

3. 强化质量意识、精品意识，从教材内容结构、知识点、规范化、标准化、编写技巧、语言文字等方面加以改革，具备"精品教材"特质。

4. 教材内容与教学大纲一致，教材内容涵盖资格考试全部内容及所有考试要求的知识点，注重满足学生获得"双证书"及相关工作岗位需求，以利于学生就业，突出中等医药卫生职业教育的要求。

5. 创新教材呈现形式，图文并茂，版式设计新颖、活泼，符合中职学生认知规律及特点，以利于增强学习兴趣。

6. 配有相应的教学大纲，指导教与学，相关内容可在中国中医药出版社网站

（www.cptcm.com）上进行下载。本系列教材在编写过程中得到了教育部、中国职业技术教育学会教材工作委员会有关领导以及各院校的大力支持和高度关注，我们衷心希望本系列规划教材能在相关课程的教学中发挥积极的作用，通过教学实践的检验不断改进和完善。敬请各教学单位、教学人员以及广大学生多提宝贵意见，以便再版时予以修正，使教材质量不断提升。

中等医药卫生职业教育教材建设研究会

中国中医药出版社

2013 年 7 月

编写说明

口腔正畸工艺技术是口腔医学的一门分支学科。本教材作为"全国中等医药卫生职业教育'十二五'规划教材",供口腔修复工艺技术专业使用。本教材的编写是适应新时期卫生事业改革与发展形势对中等医药卫生职业人才需求变化的需要,依据《口腔修复工艺技术专业教学计划和课程大纲》的要求,围绕培养目标来展开。教材坚持"以服务为宗旨、以岗位需求为导向"的卫生职业教育办学方针,体现"以就业为导向、以能力为本位、以发展技能为核心"的职业教育理念和终身教育理念,着力培养学生的职业道德、职业技能和就业创业能力,满足现代社会对高素质劳动者和技能型人才的需要。在编写过程中,适当反映本学科的新技术、新材料。

为激发学生学习兴趣,拓展学生视野,既便于教师"教",又便于学生"学",在编写架构上,每章编排有"知识要点""导言""正文""目标检测",正文中穿插"知识链接",书后附实训指导、教学大纲及主要参考书目。根据职业教育"淡化理论、够用为度、培养技能、重在应用"的教学特点,在编写思路上,强调理论知识"必需、够用",力求符合中等医药卫生职业教育生源的特点和就业的需求,坚持"贴近学生、贴近社会、贴近岗位"的原则,以专业技术应用能力和基本职业素质为主线,构建科学的知识结构和能力结构。按照原卫生部卫生职业教育"十二五"规划要求,围绕技能型、服务型高素质劳动者的培养目标,体现"工学结合"的人才培养模式和"基于工作过程"的课程模式。根据学生的心理特点和专业需求,在具体内容的把握上,在注重"三基五性"("三基"即基本理论、基本知识、基本技能;"五性"即思想性、科学性、先进性、启发性和适用性)的同时,力求突出专业特点、突出重点,尽可能简化文字叙述,采用图文并举,达到形象易懂、易学实用的目的。

参加本教材撰写的人员均为来自全国多所中高等职业院校口腔正畸教学及临床的一线教师。在教材编写过程中得到了各参编单位的大力支持和帮助。各编委密切合作,付出了辛勤的努力,在此一并致以诚挚的感谢!

由于编写水平有限,不妥之处恳请各位专家、同道和广大读者提出宝贵意见,以便再版时修订提高。

《口腔正畸工艺技术》编委会
2014年5月

目 录

第一章　绪　论

 知识要点

1. 了解错𬌗畸形的临床表现。
2. 熟悉错𬌗畸形的患病率及危害性。
3. 掌握错𬌗畸形的矫治方法、矫治标准和目标。

错𬌗畸形是口腔三大疾病之一，发病率高，严重危害人类健康。随着社会的进步、经济的发展、科学文化水平的提高、口腔医疗技术的普及、人们对生活质量要求的提升，要求矫正错𬌗畸形的患者正日趋增多。作为口腔修复工艺技术工作者，除要掌握矫治技术及矫治器的性能和制作外，了解和熟悉正畸学的有关知识是非常必要的。

一、基本概念

(一) 错𬌗畸形

儿童在生长发育过程中，由于先天的遗传因素或后天的环境因素，如疾病、口腔不良习惯、替牙异常等，影响牙、颌、面的正常发育，导致牙排列不齐，上下牙弓间𬌗关系异常，颌骨大小、形态、位置异常等，称为错𬌗畸形。

(二) 口腔正畸学

口腔正畸学是口腔医学的一个分支学科，是研究错𬌗畸形的病因机制、诊断分析及其预防与矫治的一门科学。

(三) 口腔正畸工艺技术

口腔正畸工艺技术是口腔正畸学的重要组成部分，作为口腔修复工艺技术的一个分支，其主要任务是配合口腔正畸医师为患者制作各类矫治器、保持器、辅助矫治装置等正畸治疗装置。

错𬌗畸形的发病机制是牙量与骨量、牙齿与颌骨、上下牙弓、上下颌骨、颌骨与颅面之间的不协调。

（四）理想正常𬌗

理想正常𬌗是由安格尔（Angle）提出来的，即保存全副牙齿，牙齿在上下牙弓内排列得很整齐，上下牙的尖窝关系完全正确，上下牙弓的𬌗关系非常理想，称为理想正常𬌗。

知识链接

口腔正畸学的奠基人——Angle

美国学者 Angle 是口腔正畸学的奠基人，被称为"口腔正畸学之父"，为口腔正畸学的发展作出了巨大贡献。他率先将口腔正畸学发展为口腔医学的分支学科；他发明了方丝弓矫正器，确立了固定矫治器的矫治体系，方丝弓矫正技术至今成为全世界广泛应用的高效能固定矫正技术；Angle 错𬌗分类法简明扼要，多年来为国际上承认，并在临床、教学和科研上得到广泛的应用，成为现代正畸学的基本内容之一；他培养了大批闻名于世的口腔正畸专家，Begg、Tweed 等都曾从师于他。

（五）个别正常𬌗

凡有轻微的错𬌗，但对于生理功能无明显妨碍者，都可列入正常𬌗的范畴。在这种正常范畴内的个体𬌗，彼此之间又有所差异，故称之为个别正常𬌗。

二、错𬌗畸形的临床表现

错𬌗畸形的临床表现多种多样，主要表现为个别牙错位；牙弓形态和牙齿排列异常；牙弓、颌骨及颅面关系的异常。

（一）个别牙错位

包括牙齿唇向错位、舌向错位、颊向错位、腭向错位、近中错位、远中错位、高位、低位、转位、易位、斜轴等（图 1-1）。

个别牙错位，常常是同时发生两种或两种以上的错位，如上颌尖牙出现唇向-低位-斜轴错位等。

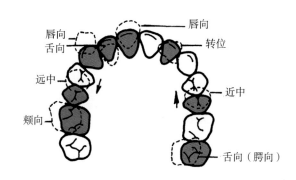

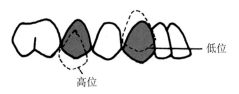

图 1-1　个别牙错位

（二）牙弓形态和牙齿排列异常

1. 牙弓狭窄、腭盖高拱（图1-2）。

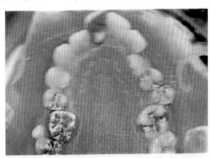

图1-2 牙弓狭窄、腭盖高拱

2. 牙列拥挤（图1-3）。

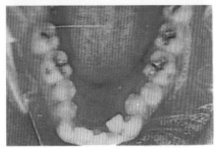

图1-3 牙列拥挤

3. 牙间隙（图1-4）。

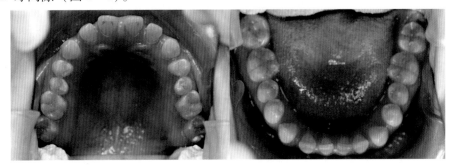

图1-4 牙间隙

（三）牙弓、颌骨及颅面关系的异常

1. 前牙反𬌗（图1－5）。

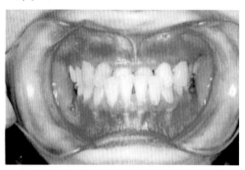

图1－5　前牙反𬌗

2. 前牙反𬌗、近中错𬌗、下颌前突（图1－6）。

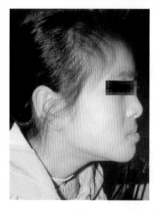 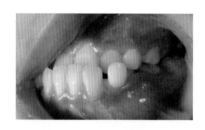

图1－6　前牙反𬌗、近中错𬌗、下颌前突

3. 前牙深覆盖、远中错𬌗、上颌前突（图1－7）。

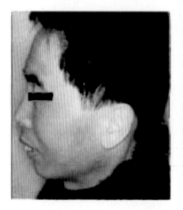 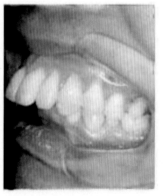

图1－7　前牙深覆盖、远中错𬌗、上颌前突

4. 上下牙弓前突、双颌前突（图1-8）。

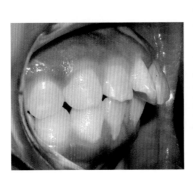
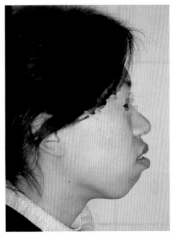

图1-8　上下牙弓前突、双颌前突

5. 一侧反𬌗、颜面不对称（图1-9）。

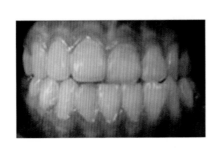
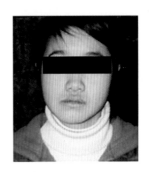

图1-9　一侧反𬌗、颜面不对称

6. 前牙深覆𬌗、面下1/3高度不足（图1-10）。

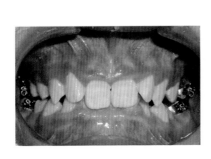
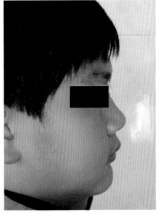

图1-10　前牙深覆𬌗、面下1/3高度不足

7. 前牙开𬌗、面下 1/3 高度增大（图 1－11）。

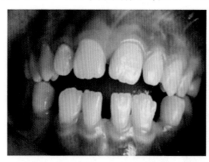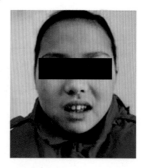

图 1－11　前牙开𬌗、面下 1/3 高度增大

三、错𬌗畸形的患病率

错𬌗畸形是较为常见的口腔疾病，是继龋病、牙周病后的又一大口腔疾病，患病率较高。由于各地区之间的地理环境、文化背景、经济条件、饮食习惯等不同，不同地区采用的调查标准亦不一样，国内外关于错𬌗畸形发病率的报告相差甚大。

在错𬌗畸形的调查标准中，通常应用个别正常𬌗或理想正常𬌗作为调查时的参照标准。

20 世纪 60 年代，国内几个城市以个别正常𬌗为标准的调查统计，错𬌗畸形的患病率最低为 29.33%，最高为 48.87%；而 1955 年北京医学院口腔系毛燮均教授以理想正常𬌗为标准的调查统计，错𬌗畸形的患病率为 91.20%。

2000 年傅民魁等以个别正常𬌗为标准对全国范围内的 25392 人进行错𬌗分类统计（表 1－1、表 1－2），乳牙期为 51.84%，替牙期为 71.21%，恒牙期为 72.92%，患病率呈上升趋势。主要原因可能与儿童及青少年的龋病发生率居高不下有关。

表 1－1　25392 名中国儿童及青少年的错𬌗畸形患病率

组别	调查人数	错𬌗患病率（%）	Ⅰ类错𬌗（%）	Ⅱ类错𬌗（%）	Ⅲ类错𬌗（%）
乳牙期	5309	51.84	26.80	10.10	14.94
替牙期	10306	71.21	35.78	25.77	9.65
恒牙初期	9777	72.92	38.52	19.41	14.98

表 1－2　各牙龄组错𬌗的构成比

组别	错𬌗人数	Ⅰ类错𬌗（%）	Ⅱ类错𬌗（%）	Ⅲ类错𬌗（%）
乳牙期	2752	51.71	19.47	28.82
替牙期	7339	50.25	36.19	13.56
恒牙初期	7129	52.83	26.62	20.55

知识链接

国外报道的各错殆畸形的患病率（表1-3）

表1-3 国外报道的各错殆畸形的患病率

国别	患病率（%）	国别	患病率（%）
美国（白人）	65.3	希腊	42.0
美国（黑人）	73.0	埃及	65.7
英国	32.7	印度	65.5
德国	59.0	土耳其	30.0
瑞典	90.0	前南斯拉夫	28.0

四、错殆畸形的危害性

（一）局部危害性

1. 影响牙、颌、面的发育 儿童生长发育过程中形成的错殆畸形，会影响牙、颌、面软硬组织的正常发育。如前牙反殆患者若不及时治疗，下牙弓会限制上颌骨向前发育，导致上颌长度发育不足；同时，下颌由于失去了前牙覆殆覆盖关系的制约，且受上颌向前发育的推动而过度向前发育。这样，逐渐形成颜面中1/3凹陷和下颌前突的畸形，随着错殆的继续发展，呈现出新月状面型。

2. 影响口腔的健康 牙列拥挤错位时，由于不易自洁而好发牙龈、牙周炎症，并好发龋病。同时，错位的牙齿可因咬合异常而造成牙周损害。

3. 影响口颌系统的功能 严重的错殆畸形可影响口颌系统的正常功能，如严重下颌前突可造成吞咽异常；严重下颌后缩、开唇露齿易导致口呼吸，影响呼吸功能；前牙开殆会造成发音异常；后牙锁殆可影响咀嚼功能。

4. 影响容貌外观 各类错殆畸形都会不同程度地影响容貌外观，呈现开唇露齿、双颌前突、长面或短面等畸形。

（二）全身危害性

错殆畸形不但会影响口颌系统的健康，也会对全身造成损害。如严重错殆时，咀嚼功能明显降低，可引起消化不良及胃肠疾病。此外，颜面的畸形不仅影响容貌外观，也会不同程度地影响到社交和职业的选择等，给患者造成精神和心理压力，易导致精神和心理障碍。

五、错殆畸形的矫治方法

（一）预防矫治

在牙、颌、面的胚胎发育和后天发育过程中，各种先天或后天的环境因素均可影响其发育而造成错𬌗畸形；而采取各种预防措施来防止各种错𬌗畸形的发生，是预防矫治的主要内容。如妊娠期母体注意营养、慎重选择和使用药物、避免放射线照射等，均可防止出现胎儿的不良发育。儿童在牙齿萌出后，定期进行口腔检查，发现问题及早处理，如龋的早期治疗、口腔不良习惯的早期破除、乳牙早失的缺隙保持以及滞留牙和额外牙的及时拔除等，通过这些措施达到预防错𬌗畸形发生的目的。

（二）阻断矫治

在错𬌗畸形发生的早期，通过简单的方法进行矫治，阻断错𬌗畸形向严重方向发展，将牙、颌、面的发育导向正常称为阻断矫治。如发现牙列严重拥挤时采用序列拔牙法进行治疗；早期牙源性前牙反𬌗使用简单𬌗垫舌簧矫治器矫治，防止错𬌗畸形向严重的骨骼畸形方向发展。

（三）一般矫治

一般矫治是口腔正畸矫治中最常见的方法，根据不同类型的错𬌗畸形，选择不同类型的矫治器进行矫治，如活动矫治器、固定矫治器、功能矫治器等。一般矫治方法较为复杂，应由口腔正畸医师实施。

（四）外科矫治

外科矫治是指对生长发育完成后、严重的骨性错𬌗畸形采用外科手术进行矫治的一种方法，亦称正颌外科或外科正畸。外科矫治必须由口腔颌面外科和口腔正畸科的医师合作完成，以保证其𬌗关系及颌骨畸形均得到良好的矫治效果。

六、错𬌗畸形的矫治标准和目标

错𬌗矫治标准的确立经历了相当长的过程。最初，是以"理想正常𬌗"为标准。但经过临床实践证明，以"理想正常𬌗"为标准常会导致畸形不同程度的复发、面型异常等。Weed 医生和 Begg 医生经过不断探索，提出了拔牙矫治观念，通过减数维持了牙弓、颌骨和肌肉之间的生理平衡，获得了较稳定的矫治效果。因此，对于错𬌗的矫治标准应该是"个别正常𬌗"，而不是"理想正常𬌗"。

错𬌗畸形的矫治目标是平衡、稳定、美观。

平衡应包括形态和功能两个方面。错𬌗畸形经过正畸治疗后，形态方面，应为牙齿排列整齐，覆𬌗覆盖正常，磨牙关系中性，尖窝关系正常，颌间关系及下颌对颅面位置关系正常；功能方面，要求咬合运动时无早接触及𬌗干扰，正中关系位及正中𬌗位正常。矫治前因错𬌗所造成的颞下颌关节功能、吞咽功能等异常均应恢复正常。经过矫治的这种协调平衡关系应该是稳定的，而不出现复发。能否取得稳定的治疗效果，与错𬌗畸形诊断、矫治设计、矫治技术的正确使用等过程有着十分重要的关系。在牙、颌、颅面形态及功能取得平衡和稳定的同时，使容貌美观，亦常是患者最主要的治疗目标之一。

目标检测

一、名词解释

1. 错殆畸形
2. 个别正常殆
3. 理想正常殆

二、填空题

1. 错殆畸形的矫治方法包括 _____、_____、_____、_____；其中，口腔正畸矫治中最常见的是_____。
2. 错殆畸形的矫治标准是_____，矫治目标是_____、_____、_____。

三、选择题

1. 错殆畸形的发病机制是（　　　　）
   A. 牙量与骨量间的不协调 　　　　　　B. 牙齿与颌骨间的不协调
   C. 上下牙弓或上下颌骨间的不协调 　　D. 颌骨与颅面间的不协调
   E. 以上均正确
2. 口腔正畸工艺技术是下列哪门课程的重要组成部分（　　　　）
   A. 口腔固定修复工艺技术 　　　　　　B. 可摘义齿修复工艺技术
   C. 口腔修复材料学基础 　　　　　　　D. 口腔疾病概要
   E. 口腔正畸学
3. 错殆畸形造成的局部危害性有（　　　　）
   A. 影响牙颌面的发育 　　B. 影响口腔的健康 　　C. 影响口颌系统功能
   D. 影响容貌外观 　　　　E. 以上都是
4. 下列不属于错殆畸形矫治方法的是（　　　　）
   A. 预防矫治 　　　　　　B. 阻断矫治 　　　　　　C. 一般矫治
   D. 外科矫治 　　　　　　E. 充填矫治

四、简答题

1. 简述错殆畸形的临床表现。
2. 简述错殆畸形的矫治方法。
3. 简述错殆畸形的矫治标准和矫治目标。

第二章 错𬌗畸形的病因

 知识要点

1. 了解错𬌗畸形的遗传因素。
2. 熟悉常见的发育障碍及缺陷。
3. 掌握口腔不良习惯及其所致错𬌗畸形的机制与类型。

　　深入研究和认识各种错𬌗畸形形成的原因，对错𬌗畸形的预防、诊断和治疗设计都是十分重要的。错𬌗畸形的形成因素及其机制是错综复杂的，其发生的过程，可以是单一因素或单一机制在起作用，也可能是多种因素或多种机制共同参与的结果。总体上讲，错𬌗形成的病因可分为遗传因素和环境因素两大方面，无论哪一方面，最终都是通过影响牙列、颌骨、神经肌肉等的生长发育，从而导致错𬌗畸形的发生。

一、遗传因素

　　遗传是生物的特性，是指经由基因的传递，使后代获得亲代的特征。遗传所表现出的性状是多个方面的，如外部形态、内部结构以及生理功能等。子代和亲代之间，在形态、构造、生理机能等特点上有相似之处，这种现象称为遗传；亲代和子代之间以及子代各个体之间又不完全相同，有所差异，这种现象称为变异。子代可获得两个亲体各不相同的遗传特征，同时又受环境因素的影响，最终使错𬌗畸形的发生具有复杂性和多样性。

　　一般来说，遗传因素可通过两种途径影响错𬌗畸形的发生：一是表现在牙的大小与颌骨大小之间遗传性的不协调，即牙量与骨量的不协调，从而导致牙列拥挤或牙间隙；二是表现在上下颌骨的大小或形状之间遗传性的不协调，从而导致上下颌骨或牙列间关系的异常。

　　错𬌗畸形的遗传因素，来源于种族演化和个体发育两个方面。

（一）种族演化

　　错𬌗畸形是随着人类的种族演化而发生和发展的。据考古资料及错𬌗的调查统计资料表明，从古人类到现代人，错𬌗畸形从无到有，发病率也由少到多，直到现在错𬌗畸形在现代人类中普遍存在。在公元前80万~50万年前的古人类头骨上未发现错𬌗（图

2-1)，10 万年前的尼安德特人头骨上有轻微错𬌗，3000 年前的河南殷墟人错𬌗可达28%，而错𬌗在现代人类中普遍存在，约占 67.87%。这种现象的出现是由于人类在几十万年的演化过程中，随着环境的变迁、饮食结构的变化等，而导致咀嚼器官逐渐不平衡退化的结果。其主要原因表现在以下几个方面：

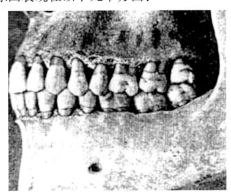

图 2-1　无错𬌗畸形的古老头颅

1. 颅面比例和形态因行走姿势的改变发生变化　由于生活环境和生活方式的变迁，原始人的基本行动姿势由爬行逐渐变为直立，直立后身体重心改变，为了头部的前后平衡，支持头部的颈背肌逐渐减弱，颌骨逐渐退化缩小，而颅骨却因脑量的增大而逐渐扩大，最终演化成了现代人类的颅面形态（图 2-2）。

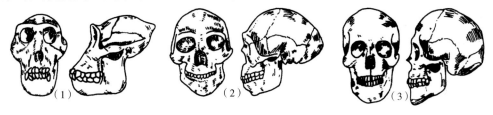

图 2-2　人类进化过程中头骨的改变
（1）类人猿　　（2）北京猿人　　（3）现代人

2. 咀嚼器官因食物性状的改变而退化　在人类进化的过程中，食物由生到熟、由粗到细、由硬到软，食物性状不断发生改变，持续了数十万年。在这漫长的过程中，咀嚼器官的功能日益减弱，从而产生咀嚼器官日趋退化缩小的遗传倾向。

3. 咀嚼器官的退化呈现出不平衡现象　人类在进化过程中，咀嚼器官的退化是不平衡的，即肌肉居先，颌骨次之，牙齿又次之。这种退化的结果导致颌骨容纳不下所有牙齿，即出现牙量大于骨量，最终导致牙列拥挤畸形。

在人类数十万年的演化过程中，经过遗传和变异，逐渐形成咀嚼器官退化性的遗传性状，这就是现代人类错𬌗畸形发生和发展的演化背景。

（二）个体发育

从个体发育角度来看，在现代人中，只有少数人牙齿排列比较整齐，上下牙的咬合关系在正常范围内，而多数人则有不同程度的错𬌗畸形，这与双亲的遗传特性有关。双亲的错𬌗畸形特性遗传给子女，子女的颌面形态与父母相像，这是常见的遗传现象（图2-3）。但并非所有的子女颌面形态都与父母相像，这又与变异和环境因素有关。

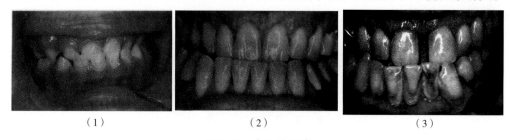

（1）   （2）   （3）

图2-3　家族性反𬌗

（1）儿子　（2）父亲　（3）叔叔

错𬌗畸形的遗传具有多基因遗传的特点，环境能影响基因的表现；但不同的条件下，其表现强度和方式各不相同。单卵双生子间的遗传特性几乎完全相同，因此，他们的性状差异主要是环境因素作用导致的；双卵双生子的情况则与平常兄弟相同，表现出来的相同性状比较少。Lauweryns总结大量学者的研究后最终得出结论：在错𬌗畸形的牙、颌、面特征中，大约有40%与遗传因素有关。

知识链接

咀嚼器官以退化性性状的遗传占优势

许多学者注意到，咀嚼器官以退化性性状占优势。Hughes发现，若父亲的上颌牙弓宽大，母亲的上颌牙弓狭窄，则子女的上颌牙弓多与母亲相似；反之，若父亲的上颌牙弓狭窄时，母亲的牙弓宽大，则遗传表现与父亲相似。Moore也发现，若父母的一方或双方有小下颌发育者，小下颌的遗传则甚为显著；父母的一方或双方下颌发育较大时，则大下颌的遗传趋势较小。这就反映了咀嚼器官以退化性性状占优势的特点。

在我国，遗传因素所致的错𬌗畸形约占错𬌗病因的29.4%。常见的遗传性错𬌗有牙列拥挤、牙间隙、上中切牙近中扭转、牙齿数目、形态、萌出时间异常、上颌或下颌前突、下颌后缩、颜面不对称和深覆𬌗等。

严重遗传性错𬌗的矫治是比较困难的。矫治的时机越早越好，应争取尽早明确诊断，拟定正确的矫治计划，矫治完成后应尽可能长期随访，且需要较长时间的保持。

二、环境因素

环境因素可分为先天因素和后天因素，两者之间相互联系，不可截然分开。

（一）先天因素

从受孕后一直到胎儿出生前，任何导致错𬌗畸形发生的因素都称之为先天因素。先天因素发生在胚胎时期，但不一定具有遗传性。也可以这样认为，遗传因素都是先天的，而先天因素不一定都是遗传的。

1. 母体因素　妊娠期母体的状况可直接影响胎儿的生长发育。妊娠期母体若营养不良，缺少胎儿生长发育所必需的钙、磷等矿物质及维生素等，可导致胎儿发育不良或发育异常；妊娠初期母体若患风疹、梅毒、内分泌功能失调等疾病会影响胎儿骨骼的钙化、骨缝的闭合以及牙齿的萌出等，甚至会导致牙齿发育不全；妊娠期母体若接受大量放射线照射，也可导致胎儿畸形的发生。

2. 胎儿因素　在胎儿发育的早期，其本身的内分泌腺已参与机体发育的调节。胎儿的内分泌腺及新陈代谢失调，可导致畸形发生。如垂体激素控制生长速度、甲状腺激素调节分化、胰腺激素影响新陈代谢等。

胎儿在母体内的生长发育依赖于正常的宫腔压力。若某些原因导致宫内压力异常，而这种异常又恰好压迫在胎儿颜面部位，则此部位的生长发育过程就会受到影响，最终形成相应的颜面畸形。如羊水压力失常、脐带缠绕、胎位不正等均是常见原因。

3. 常见的发育障碍及缺陷　胎儿在生长发育过程中，若其口颌系统的形成出现障碍，会导致多种发育障碍与畸形的发生。

（1）额外牙　又称多生牙，是在正常牙列应有牙齿之外过多发育的牙齿。大多是由于牙胚发生时期发育异常或遗传因素所致。多生牙可发生于牙弓的任何部位，但左右恒中切牙之间最常见，多呈锥形（图2-4），根较短小。除此之外，还好发于各段牙齿序列的远端，如位于侧切牙或前磨牙区的多生牙，常与邻牙相似，难以区别。多生牙可单发亦可多发，其中单独发生者多见。萌出的多生牙因占据了牙弓间隙而影响恒牙的正常萌出，易造成牙列拥挤。埋伏阻生的多生牙，则应拍摄X线片，观察其对恒牙列的影响，若其对恒牙有影响应尽早拔除，对恒牙无影响且无病理变化者可暂不处理。

（2）先天缺牙　先天缺牙（图2-5）临床较为多见，是指本应该存在而实际上却没有发育的牙齿。先天性缺牙好发的顺序依次为第三磨牙、下颌切牙、上颌第二前磨牙、下颌第二前磨牙及上颌侧切牙。也有先天性牙列缺失者，但较为罕见。先天缺牙会影响邻牙的位置、牙弓的形态与排列及颌骨的生长发育等，进而出现牙间隙、上下牙弓不协调、牙弓不对称等错𬌗畸形。缺牙数目较多者还会影响到颌面部软硬组织的生长发育，从而出现面下1/3变短、唇颊部内陷、颜面不对称等，对患者口腔功能及美观造成严重损害。

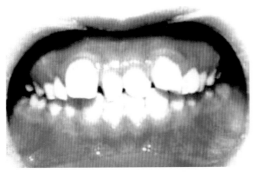

图2-4　多生牙

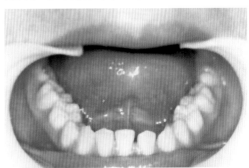

图2-5　先天缺牙

（3）牙齿大小、形态异常　牙齿大小异常表现为牙齿过大或过小，多由牙胚发育过程中形态分化异常所致。牙齿过大或过小均会导致牙量与骨量的不调。过大牙多见于上颌中切牙或侧切牙，在颌骨大小正常的情况下，使得牙量大于骨量，易形成上前牙前突或拥挤等畸形；过小牙则多见于上颌侧切牙（图2-6），在颌骨大小正常的情况下，使得骨量大于牙量，形成上前牙间隙。

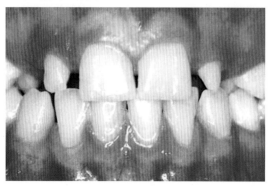

图2-6　过小牙

牙齿形态异常最常见于切牙和尖牙，多呈圆锥形，临床上也可见缺少牙尖的前磨牙和变异的磨牙等。另外，一些发育缺陷也会造成牙齿形态异常，如釉质缺损、融合牙等。

（4）舌形态异常　舌的形态及功能与牙弓大小及形态密切相关。舌形态异常多表现为巨舌症（图2-7）和小舌症。巨舌症其巨大的舌体会形成对牙弓向唇、颊侧扩大的压力，致牙弓过大，出现牙间隙，下颌前牙的过度唇向倾斜则会形成前牙反𬌗。息止颌位时，若过大的舌体长时间处于上下牙齿之间，则会造成开𬌗畸形。小舌症患者因舌体过小，易形成牙弓狭窄、牙列拥挤等畸形。

（5）唇系带异常　常见的是上唇系带附着过低（图2-8）。上唇系带为一束纤维组织，位于牙槽嵴唇侧中线上，是口轮匝肌在上颌的附着处。婴幼儿时，唇系带较

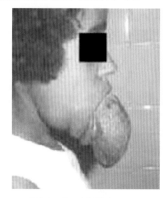

图2-7　巨舌症

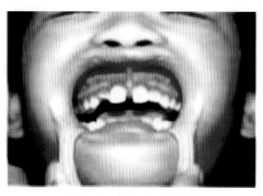

图2-8　唇系带附丽异常

宽，附着低。随着牙的萌出，牙槽嵴增高，一般在 10～12 岁时，正常情况下其附着在距两上中切牙间龈缘上方 3mm 处。若此时唇系带不能自行萎缩，附丽点仍然过低，则可造成上中切牙间隙。

（二）后天因素

后天因素是指婴儿出生后引起错殆畸形的各种环境因素。包括全身性疾病、功能性因素以及口腔不良习惯等。

1. 全身性疾病

（1）急性或慢性传染病　某些急、慢性疾病除对全身健康有不同程度的影响外，还会影响殆、颌、面的生长发育，进而导致错殆畸形的形成。急性病如麻疹、水痘、猩红热等，可影响牙齿的正常钙化过程，造成釉质发育不全，甚至影响颌骨的正常发育。慢性病如慢性消化不良、结核病、小儿麻痹症等长期消耗性疾病，能降低食物的同化作用并破坏机体的营养状况，妨碍牙齿及颌骨的正常生长发育，导致错殆畸形的发生。

（2）内分泌功能紊乱　在各种内分泌腺体中，垂体和甲状腺与错殆畸形的发生关系密切。

垂体的功能是否正常将直接影响牙齿及骨骼的生长发育。若垂体前叶功能不足，可引起垂体性侏儒症，表现为身材矮小、头部大、手足小；骨骼发育迟缓，下颌骨发育不良；牙弓狭窄；乳牙根吸收缓慢致乳牙滞留；恒牙发育迟缓，且表现为牙体小、牙根短、髓腔及根尖孔大等。而当垂体功能亢进，可引起垂体性巨人症，由于产生过量的生长激素，患者身高远远超过正常范围。该类患者容貌特殊，表现为前额、颧骨及下颌均略前突；上下颌牙弓发生错位，严重者可致全牙弓反殆；因舌体过大致牙间隙出现等。

甲状腺功能异常也会对牙齿及颌骨的生长发育产生明显影响。甲状腺功能不足时，患儿表现为神情呆滞，口常张开，舌常伸出口外；肌张力低，头颅大而短，前囟门的闭合及骨骼的发育迟缓；牙弓狭窄，腭盖高拱，下颌发育不足，牙列拥挤错位；牙萌出迟缓，萌出次序紊乱；乳牙滞留，恒牙牙根吸收，牙体发育不良，牙槽骨钙化不全等。而甲状腺功能亢进时，则表现为眼球突出，心率增快，震颤和肌无力；乳牙及恒牙早萌，乳牙牙根吸收缓慢，乳牙滞留，牙呈青白色等。

（3）营养不良　胚胎期及婴幼儿在生长发育期需要各种营养物质来维持正常的生长发育，如维生素、蛋白质、脂肪、碳水化合物及必要的矿物质等。若这些营养物质摄取不足，除全身能呈现出不同的症状外，也会影响身体包括牙、颌、面的正常生长发育。如维生素 D 缺乏，可使体内钙磷代谢失常，妨碍颌骨的正常发育。据调查，患佝偻病的儿童约 70.8% 有不同程度的错殆畸形，可表现为上颌弓狭窄、腭盖高拱、上前牙前突、牙列拥挤及开殆等畸形。

2. 功能性因素　正常的口腔功能会促进牙颌的生长发育。当功能出现异常时，会使颌面部的相应部位受到异常的功能刺激，出现形态的异常，导致错殆畸形的发生。

（1）吮吸功能异常　吮吸功能和下颌发育密切相关。婴儿刚出生时，下颌骨处于上颌的远中位，正常母乳喂养时的吮吸运动能给下颌以适当的功能刺激，将其逐渐调整到正中位。而人工喂养时，很可能由于奶瓶位置不正确，人工奶头的穿孔大小不合适或奶瓶内的食物过稠、过稀等，导致下颌前伸不足或前伸过度，因而造成下颌后缩或下颌前突畸形。除此之外，与吮吸功能相关的翼外肌的功能状态也与错𬌗畸形的形成有关。若翼外肌功能不足，可形成远中错𬌗；反之，若翼外肌功能亢进，则可导致近中错𬌗。

（2）咀嚼功能异常　正常的咀嚼功能刺激促进牙、颌、面的正常发育。如果咀嚼功能不足，牙、颌、面缺乏功能刺激，会使颌面部发育不足，引起错𬌗畸形。咀嚼功能的充分发挥，是预防错𬌗畸形自然而有效的方法之一。因此，儿童的食物，除应强调富含营养外，还要强调食品的物理性状，要多选择富含纤维素、粗糙、耐嚼的食物，食物要有一定硬度，才能有效发挥咀嚼功能，促进牙、颌、面的正常发育，预防错𬌗畸形发生。

（3）呼吸功能异常　正常的呼吸功能可保证颌面部的正常发育。而当出现慢性鼻炎、鼻窦炎、鼻甲肥大等疾病时，可造成鼻通气不良，迫使口呼吸替代鼻呼吸，久而久之，便会影响牙、颌、面的生长发育。

口呼吸时，下颌与舌体随之下降，上颌牙弓内侧失去了舌肌的支持，外侧却受到颊肌的异常压迫，破坏了内外肌正常的动力平衡，在颊肌的压迫下，易造成上牙弓狭窄、上前牙前突或前牙拥挤等畸形。而由于空气改由口腔出入，又破坏了口腔与鼻腔气压的正常平衡，使硬腭不能在正常发育中下降，易造成腭盖高拱。同时，因失去唇肌的功能，又会出现开唇露齿等症状。

（4）吞咽异常　正常吞咽时，上下唇闭合，上下牙弓紧密地咬合在正中𬌗位，舌体位于牙弓之内与牙齿舌面和硬腭接触，唇颊肌与舌肌的协同动作，使牙弓处于内外动力平衡之中。咽喉部疾病或异常吞咽习惯者，在吞咽时将舌伸向上下前牙之间，以减轻咽部的压力，致使吞咽时唇不能闭合，牙齿不能咬合，唇颊肌对牙弓的压力减小，牙弓内外动力平衡失调。舌对上下牙弓施加的压力，使上前牙唇向倾斜，将下前牙压低，久之形成上牙弓前突及开𬌗畸形；下颌被降颌肌群向后下牵引，造成下颌后缩而形成远中错𬌗（图2-9）。

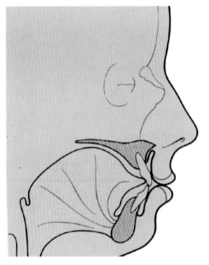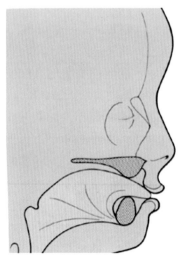

图2-9　吞咽异常

3. 口腔不良习惯　口腔不良习惯是形成错𬌗畸形的主要病因之一，据有关资料统计，因口腔不良习惯形成的错𬌗畸形约占各类错𬌗畸形的1/4。错𬌗畸形的发生及其严重程度与不良习惯作用的频率、不良习惯的持续时间及强度等有关。常见的口腔不良习惯有吮指习惯、舌习惯、唇习惯、偏侧咀嚼习惯等。

（1）吮指习惯　吮指是婴幼儿最初学会的神经反射行为之一。出生3个月后的婴儿，大多有吮指特别是吮拇指的习惯（图2-10），一般在2~3岁前可视为正常的生理活动，通常4~6岁会自行消失，若在此之后仍然继续，则可能出现不同情况的错𬌗畸形。

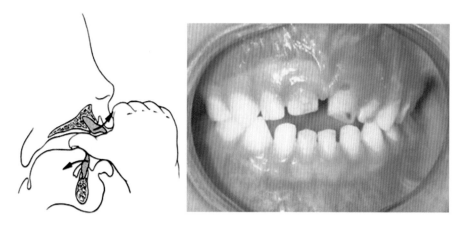

图2-10　吮拇指习惯

吮指习惯所造成错𬌗畸形的类型与吮指的部位、颊肌收缩的张力及吮指姿势有关，其严重程度与吮吸的频率、吮吸的持续时间及吮吸的强度等因素有关。吮拇指时，拇指含在上、下前牙之间，阻碍前牙的正常萌出，形成局部圆形小开𬌗。作吮吸运动时，两侧颊肌收缩导致牙弓狭窄、腭盖高拱、上前牙前突及开唇露齿。吮吸时的拇指压在硬腭上，又加重了腭盖的高拱。同时，吮拇指运动还有压下颌向后的作用，久之可形成远中错𬌗。吮食指或小指时，一般只形成小开𬌗。

有长期吮指习惯者，常见手指上有胼胝，手指亦会有弯曲等畸形，这是诊断吮指习惯的一个重要标志。

（2）舌习惯　舌习惯多发生于替牙期。在替牙期儿童常用舌尖舔松动的乳牙、乳牙残根或初萌的恒牙。若该动作持续时间较短，不会造成明显的错𬌗畸形；但若持续时间较长，会形成吐舌、舔牙或伸舌习惯。吐舌习惯也常继发于吮指或口呼吸等不良习惯造成开𬌗之后。有异常吞咽习惯者，也常并发舌习惯。

舌习惯可分为吐舌、舔牙及伸舌三种类型，由于舌习惯性质不同，其造成错𬌗畸形的机制与症状亦不相同。①吐舌习惯：吐舌时，舌尖常位于上下前牙之间，可限制恒前牙萌出至𬌗平面，形成局部开𬌗。由于舌体两边薄中间厚，故前牙局部开𬌗表现为两边小中间大的梭形（图2-11）。②舔牙习惯：若舌尖常舔在初萌的下前牙舌面，致使下前牙唇向倾斜出现牙间隙，甚至形成反𬌗。若舌尖同时舔上下前牙区域，则可形成双牙弓或双颌前突。③伸舌习惯：舌向前伸，同时带动下颌向前移位，舌尖置于上下前牙之间，易造成前牙开𬌗及下颌前突畸形。

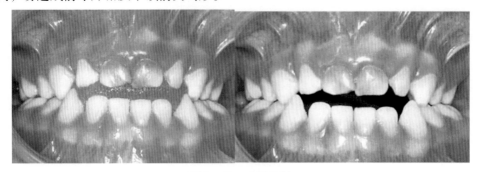

图 2-11　吐舌习惯

（3）唇习惯　多发生在 6~15 岁之间，常由于儿童情绪不好，出现咬唇动作，日久形成唇习惯，女孩多见。唇习惯包括有咬下唇习惯、咬上唇习惯及覆盖下唇习惯，其中咬下唇者较多见。①咬下唇习惯：咬下唇时，下唇位于上前牙舌侧和下前牙唇侧，从而增加了对上前牙的唇向压力和下前牙的舌向压力，造成上前牙唇倾、前突并伴有牙间隙；下前牙及下颌骨向前发育受到障碍，出现下前牙拥挤、前牙深覆盖、下颌后缩、开唇露齿等畸形（图 2-12）。②咬上唇习惯：形成错𬌗的机制与咬下唇者相反，可造成上前牙舌倾、前牙反𬌗、下颌前突及近中错𬌗等畸形。③覆盖下唇习惯：由于口腔不良习惯或其他因素，造成前牙深覆盖，则下唇自然处于上下前牙之间，被上前牙所覆盖，这种现象称为覆盖下唇或继发性下唇卷缩。下唇的压力，可加重上前牙唇侧移位及下颌的远中错𬌗。

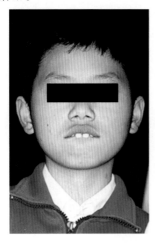 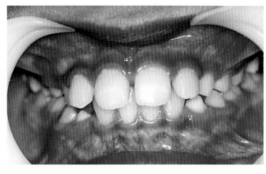

图 2-12　咬下唇习惯

（4）咬物习惯　多见咬铅笔和啃指甲，还可见咬各种文具及衣服被角等。咬物常固定在牙弓的某一部位，形成局部小开𬌗畸形。

（5）偏侧咀嚼习惯　常常由于一侧后牙有严重龋坏或乳、恒牙早失等造成该侧不能咬合，无法进行正常咀嚼，只能用健侧咀嚼食物，久而久之就形成了偏侧咀嚼习惯。

发生偏侧咀嚼时，下颌骨向咀嚼侧倾斜，咀嚼侧出现对𬌗甚至反𬌗并趋于远中𬌗关系，废用侧则趋于近中𬌗关系，下前牙的中线逐渐向咀嚼侧偏移，颜面左右发育不对称。另外，废用侧由于咀嚼功能低下，牙列缺乏良好的自洁作用，常见牙垢及牙石堆积，易导致龋病和牙周病的发生。

（6）不良睡眠及托腮习惯　儿童睡眠时，经常用手、肘或拳头枕在一侧的脸下，有时用手托一侧腮部读书或思考问题，长期如此形成习惯，可影响牙、颌、面的正常发育，且可能导致面部结构的不对称。

4. 乳牙期及替牙期的局部障碍　乳牙期及替牙期时的局部障碍，常常导致错𬌗的发生。

（1）乳牙早失　若乳牙由于各种原因，未到正常替换时间而过早脱落，称为乳牙早失。乳牙早失后，邻牙向缺隙侧倾斜，使得恒牙萌出间隙不足，进而导致恒牙拥挤、错位，甚至埋伏阻生。同时，乳牙早失后会导致牙弓长度减小，出现拥挤或𬌗关系紊乱等错𬌗畸形。

（2）乳牙滞留　恒牙已萌出，乳牙未按时脱落，或恒牙未萌出，乳牙保留在恒牙列中，均称为乳牙滞留（图2-13）。因乳牙病变而使乳牙牙根吸收不完全或完全不吸收，或乳牙牙根与牙槽骨发生粘连，均可导致乳牙滞留的发生。另外，继替恒牙先天缺失，或继替恒牙牙胚位置不正常时，乳牙也易滞留。乳牙滞留可导致继替恒牙萌出受阻而错位萌出或埋伏阻生。如遇乳牙滞留，应拍摄X线片。若继替恒牙存在且牙根发育超过其应有根长1/2时，需将滞留乳牙拔除；若继替恒牙先天缺失，乳牙牙根吸收少且牙周健康能行使咀嚼功能者可予以保留。

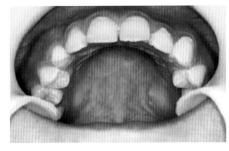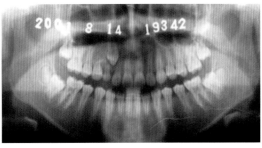

图2-13　乳牙滞留

（3）恒牙早失　青少年时期，因龋病、外伤、炎症或医源性误拔，致恒牙过早缺失，称为恒牙早失。恒牙早失后，因邻牙向缺隙侧倾斜移位及对𬌗牙伸长易造成咬合紊乱。

第一恒磨牙萌出早，龋患率高，易早失。若第一恒磨牙早失发生在第二恒磨牙萌出之前，第二恒磨牙牙胚可前移萌出，替代第一恒磨牙，这是最理想的情况；若第一恒磨牙早失发生在第二恒磨牙萌出但尚未建立𬌗关系时，第二恒磨牙及第二前磨牙会向缺隙侧倾斜移位，对𬌗牙伸长，部分或全部占据缺牙间隙，造成咬合关系紊乱；若第一恒磨牙早失发生在第二恒磨牙建立𬌗关系后，则倾斜移动较少，甚至不移动。

（4）**恒牙早萌** 乳牙早失有时可导致恒牙的早萌。过早萌出的恒牙，牙根往往形成尚不**完善，萌出**后附着不牢，行使咀嚼功能时，在咀嚼压力下容易脱落，进而引起邻牙倾斜**移位而导致**错𬌗畸形的发生。

（5）**乳尖牙磨耗不足** 由于食物柔软或乳尖牙位置等原因，乳尖牙磨耗不足（图2－14），**导致乳尖牙**高出𬌗平面，咬合时易产生早接触。下颌为了避开早接触本能地向前或向侧方**移位，便**会形成假性下颌前突、反𬌗或偏𬌗。

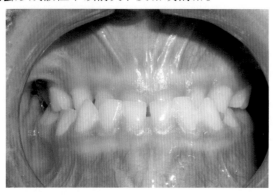

图 2－14 乳尖牙磨耗不足

（6）**恒牙萌出顺序紊乱** **正常**情况下，上颌恒牙萌出顺序为：第一恒磨牙→中切牙→侧切牙→第一前磨牙→尖**牙→第二**前磨牙→第二恒磨牙→第三恒磨牙；下颌为：第一恒磨牙→中切牙→侧切牙→尖**牙→第一前**磨牙→第二前磨牙→第二恒磨牙→第三恒磨牙。一般来说，下颌牙比上颌同名牙**萌出稍早。**因遗传、乳牙早失、乳牙根尖病变或骨性粘连、多生牙及肿瘤等原因，都可能影响**恒牙的**萌出顺序。一般认为，正常的恒牙萌出顺序形成正常的咬合关系，萌出顺序异常可导致错𬌗畸形的发生。

目标检测

一、名词解释

1. 遗传
2. 变异
3. 额外牙
4. 乳牙早失
5. 乳牙滞留

二、填空题

1. 错𬌗形成的病因可分为_____和_____两大方面。
2. 造成错𬌗畸形的先天因素中，常见的发育障碍及缺陷有_____、_____、_____、_____、_____。

3. 唇习惯包括_____、_____及_____，其中_____者较多见。

4. 舌习惯包括_____、_____及_____。

5. 乳牙期及替牙期的局部障碍有_____、_____、_____、_____、_____、_____、_____。

6. 错𬌗畸形的功能性因素包括_____、_____及_____。

三、选择题

1. 现代人类普遍存在错𬌗，其所占的比例大约是（　　　　）

   A. 17.8%　　　　　　　B. 28%　　　　　　　C. 32.41%

   D. 67.87%　　　　　　E. 84%

2. 人类在进化过程中，咀嚼器官的退化是不平衡的，退化的顺序是（　　　　）

   A. 牙居先，颌骨次之，肌又次之　　　　B. 颌骨居先，肌次之，牙又次之

   C. 肌居先，颌骨次之，牙又次之　　　　D. 肌居先，牙次之，颌骨又次之

   E. 以上均不正确

3. 吮拇指时，拇指含在上、下前牙之间，牙受到压力造成（　　　　）

   A. 前牙深覆𬌗　　B. 局部圆形小开𬌗　　C. 前牙反𬌗

   D. 后牙锁𬌗　　　E. 后牙反𬌗

4. 咬下唇习惯可造成（　　　　）

   A. 前牙深覆盖　　　　B. 前牙反𬌗　　　　C. 局部圆形小开𬌗

   D. 后牙锁𬌗　　　　　E. 以上均可以

5. 上颌乳前牙早失可造成（　　　　）

   A. 前牙深覆𬌗　　　　B. 前牙反𬌗　　　　C. 局部圆形小开𬌗

   D. 上颌前突　　　　　E. 后牙锁𬌗

6. 吐舌习惯易造成（　　　　）

   A. 两边小中间大的梭形开𬌗　　　　　　B. 前牙反𬌗

   C. 局部圆形小开𬌗　　　　　　　　　　D. 后牙锁𬌗

   E. 后牙反𬌗

四、简答题

简述能引起错𬌗畸形的口腔不良习惯。

第三章 错𬌗畸形的分类

知识要点

1. 掌握安格尔（Angle）错𬌗分类。
2. 熟悉毛燮均错𬌗分类方法。

错𬌗的临床表现复杂多样，既有个别牙错位，也有牙弓形态及牙齿排列异常，以及𬌗、颌、面关系异常。为了便于临床诊断、矫治设计和研究，国内外学者提出了不同的错𬌗分类方法。目前，在国内应用较多的是安格尔（Angle）错𬌗分类和毛燮均错𬌗分类方法。

一、安格尔（Angle）错𬌗分类

安格尔在1899年提出了此错𬌗分类法。一百多年来始终应用于临床实践，得到了世界各国正畸界的肯定，是目前国际上最为广泛应用的一种分类方法。安格尔认为，上颌骨固定在颅骨上，不会发生错位；上颌第一恒磨牙又生长在上颌骨上，位置必然恒定。下颌骨是可动的，故断定所有近、远中错𬌗，都是由于下颌或下牙弓错位造成的。以上颌第一恒磨牙为基准，安格尔依据下颌第一恒磨牙与上颌第一恒磨牙咬合时的位置关系，将错𬌗分为以下三类：

（一） I 类错𬌗——中性错𬌗

上下颌骨及牙弓的近、远中关系正常，即当正中𬌗位时，上颌第一恒磨牙的近中颊尖咬在下颌第一恒磨牙的近中颊沟内。若全口牙无任何错位者，称为正常𬌗；若有错位者，则称为 I 类错𬌗（图3-1）。

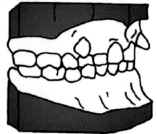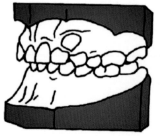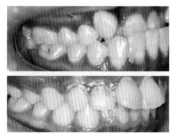

图3-1 安格尔 I 类错𬌗

Ⅰ类错殆可表现为前牙拥挤、上颌前突、双颌前突、前牙反殆、开殆，以及个别后牙颊、舌向错位等。

（二）Ⅱ类错殆——远中错殆

下牙弓及下颌骨处于远中位置。若下颌后移 1/4 个磨牙或半个前磨牙的距离，即上下颌第一恒磨牙的近中颊尖相对时，称为轻度远中错殆关系；若下颌第一恒磨牙再后移，即上颌第一恒磨牙的近中颊尖咬在下颌第二前磨牙与第一恒磨牙之间，则称为完全的远中错殆关系。

Ⅱ类 1 分类：磨牙为远中错殆关系，上颌切牙唇向倾斜（图 3 - 2）。

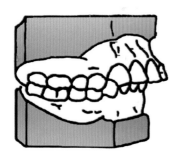
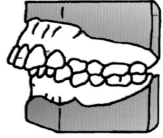
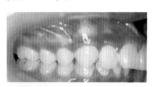
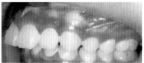

图 3 - 2 安格尔Ⅱ类 1 分类错殆

Ⅱ类 1 分类亚类：一侧磨牙为远中错殆关系，另一侧为中性殆关系，且上颌切牙唇向倾斜（图 3 - 3）。

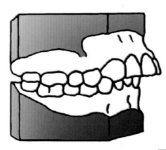
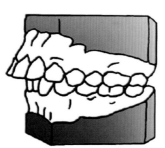
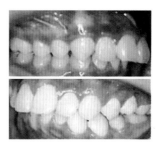

图 3 - 3 安格尔Ⅱ类 1 分类亚类错殆

Ⅱ类 2 分类：磨牙为远中错殆关系，上颌切牙舌向倾斜（图 3 - 4）。

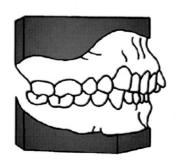
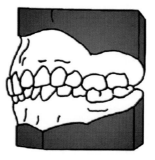
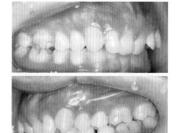

图 3 - 4 安格尔Ⅱ类 2 分类错殆

Ⅱ类2分类亚类：一侧磨牙为远中错𬌗关系，另一侧为中性𬌗关系，且上颌切牙舌向倾斜（图3-5）。

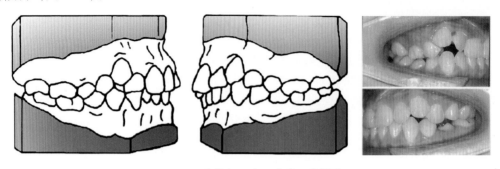

图3-5　安格尔Ⅱ类2分类亚类错𬌗

伴随Ⅱ类1分类错𬌗而出现者，可有深覆盖、深覆𬌗、开唇露齿等；伴随Ⅱ类2分类错𬌗而出现者，可有内倾型深覆𬌗等。

（三）Ⅲ类错𬌗——近中错𬌗

下牙弓及下颌骨处于近中位置。若下颌前移1/4个磨牙或半个前磨牙的距离，即上颌第一恒磨牙的近中颊尖与下颌第一恒磨牙的远中颊尖相对时，称为轻度近中错𬌗关系；若下颌第一恒磨牙再前移，即上颌第一恒磨牙的近中颊尖咬在下颌第一、二恒磨牙之间，则称为完全的近中错𬌗关系（图3-6）。

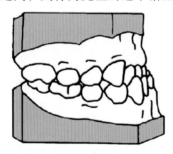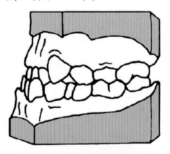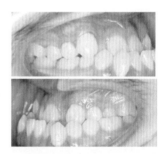

图3-6　安格尔Ⅲ类错𬌗

Ⅲ类亚类：一侧磨牙为近中错𬌗关系，另一侧为中性𬌗关系（图3-7）。

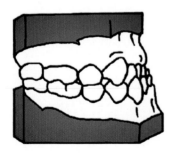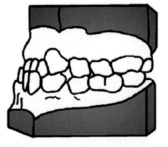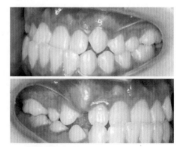

图3-7　安格尔Ⅲ类亚类错𬌗

伴随第三类错殆而出现者，可有前牙对殆或前牙反殆。

二、毛燮均错殆分类

毛燮均教授在错殆畸形的机制、症状、矫治三者相结合的基础上，于 1959 年提出了毛燮均错殆分类法，在 1978 年又进一步加以完善，其分类如下：

（一）第一类——牙量骨量不调

1. 第 1 分类（I^1）

主要机制：牙量相对大，骨量相对小。

主要症状：牙列拥挤错位（图 3-8）。

矫治方法：扩大牙弓，推磨牙向后，减径或减数。

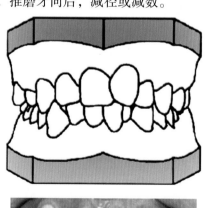

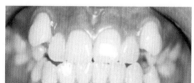

图 3-8 毛燮均一类 1 分类（I^1）

2. 第 2 分类（I^2）

主要机制：牙量相对小，骨量相对大。

主要症状：有牙间隙（图3-9）。

矫治方法：缩小牙弓或结合修复。

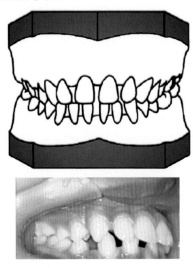

图3-9 毛燮均一类2分类（Ⅰ²）

（二）第二类——长度不调

1. 第1分类（Ⅱ¹）——近中错𬌗

主要机制：上颌或上牙弓长度较小，下颌或下牙弓长度较大，或二者兼之。

主要症状：后牙为近中错𬌗，前牙为对𬌗或反𬌗，颏部前突（图3-10）。

矫治方法：矫正颌间关系。推下牙弓往后，或牵上牙弓向前，或二者并用。

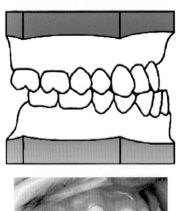
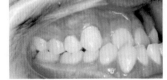

图3-10 毛燮均二类1分类（Ⅱ¹）

2. 第2分类（Ⅱ²）——远中错𬌗

主要机制：上颌或上牙弓长度较大，下颌或下牙弓长度较小，或二者兼之。

主要症状：后牙为远中错𬌗，前牙深覆盖、深覆𬌗，颏部后缩（图3－11）。

矫治方法：矫正颌间关系，推上牙弓往后，或牵下牙弓向前，或二者并用。

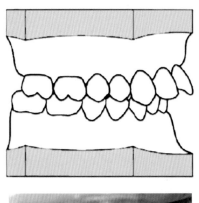

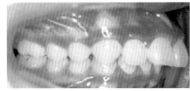

图3－11　毛燮均二类2分类（Ⅱ²）

3. 第3分类（Ⅱ³）

主要机制：上颌或上牙弓前部长度较小，下颌或下牙弓前部长度较大，或二者兼之。

主要症状：后牙中性𬌗，前牙反𬌗（图3－12）。

矫治方法：保持后牙𬌗关系，矫治前牙反𬌗。

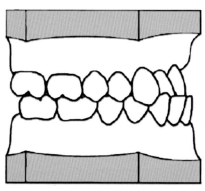

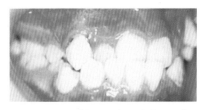

图3－12　毛燮均二类3分类（Ⅱ³）

4. 第 4 分类（Ⅱ⁴）

主要机制：上颌或上牙弓前部长度较大，下颌或下牙弓前部长度较小，或二者兼之。

主要症状：后牙中性𬌗，前牙深覆盖（图 3 - 13）。

矫治方法：保持后牙𬌗关系，矫治前牙深覆盖。

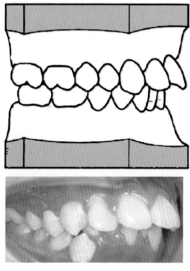

图 3 - 13　毛燮均二类 4 分类（Ⅱ⁴）

5. 第 5 分类（Ⅱ⁵）

主要机制：上下颌或上下牙弓长度过大。

主要症状：双颌或双牙弓前突（图 3 - 14）。

矫治方法：减径或减数，以减少上下牙弓突度，或推上下牙弓向后。

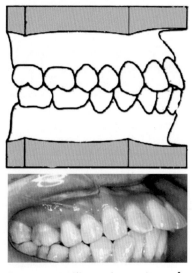

图 3 - 14　毛燮均二类 5 分类（Ⅱ⁵）

（三）第三类——宽度不调

1. 第 1 分类（Ⅲ¹）

主要机制：上颌或上牙弓宽度较大，下颌或下牙弓宽度较小，或二者兼之。

主要症状：上牙弓宽于下牙弓，后牙正锁𬌗或深覆盖（图 3-15）。

矫治方法：缩小上牙弓宽度，或扩大下牙弓宽度，或二者并用。

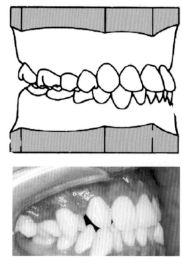

图 3-15 毛燮均三类 1 分类（Ⅲ¹）

2. 第 2 分类（Ⅲ²）

主要机制：上颌或上牙弓宽度较小，下颌或下牙弓宽度较大，或二者兼之。

主要症状：上牙弓窄于下牙弓，后牙对𬌗、反𬌗或反锁𬌗（图 3-16）。

矫治方法：扩大上牙弓宽度，或缩小下牙弓宽度，或二者并用。

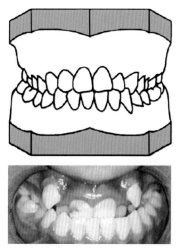

图 3-16 毛燮均三类 2 分类（Ⅲ²）

3. 第 3 分类（Ⅲ³）

主要机制：上下颌或上下牙弓宽度过小。

主要症状：上下牙弓狭窄（图 3 - 17）。

矫治方法：扩大上下牙弓，或用肌功能训练矫治法，并加强营养及咀嚼功能，以促进颌骨及牙弓的发育。

（四）第四类——高度不调

1. 第 1 分类（Ⅳ¹）

主要机制：前牙牙槽过高，或后牙牙槽过低，或二者兼之。

主要症状：前牙深覆𬌗，可能表现为面下 1/3 过低（图 3 - 18）。

矫治方法：压低前牙，或升高后牙，或二者并用。

2. 第 2 分类（Ⅳ²）

主要机制：前牙牙槽过低，或后牙牙槽过高，或为复合机制。

主要症状：前牙开𬌗，可能表现为面下 1/3 过高（图 3 - 19）。

矫治方法：升高前牙或压低后牙，或二者并用，或矫正颌骨畸形。

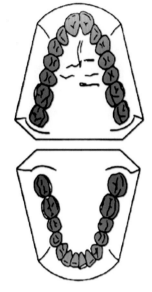

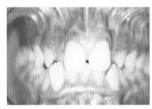

图 3 - 17 毛燮均三类 3 分类（Ⅲ³）

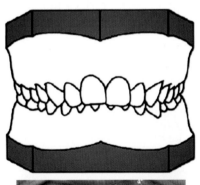

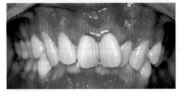

图 3 - 18 毛燮均四类 1 分类（Ⅳ¹）

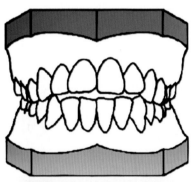

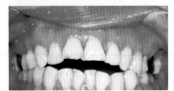

图 3 - 19 毛燮均四类 2 分类（Ⅳ²）

（五）第五类——个别牙错位

主要机制：由局部变化所造成的个别牙的错位，不代表𬌗、颌、面的发育情况，也没有牙量与骨量的不调。

主要症状：一般错位表现有舌（腭）向、唇向、颊向、近中、远中、高位、低位、转位、易位、斜轴等情况。有时几种情况同时出现，例如唇向-低位-转位等（见图1-1）。

矫治方法：按具体情况处理。

（六）第六类——特殊类型

凡不能归入前五类的错𬌗畸形，统属于此类。

矫治方法：按具体情况处理。

知识链接

毛燮均分类法的临床记录方法

毛燮均分类法具有分析机制、症状、矫治三结合的特点，它不仅对机制的分析较全面，而且考虑到形态的演化，并标示出大概的矫治方法。在临床记录时，畸形类别可用符号书写，如 I^1、I^2、II^1、II^2…；复合类型可用加号表示，如 $I^1 + III^1$、$II^5 + III^3$ 等。因此，对正畸的临床及科研均有一定的指导意义。毛燮均分类法比较繁琐，较安格尔分类复杂，对初学者来说不易记忆。

目标检测

一、名词解释

1. 中性错𬌗
2. 远中错𬌗
3. 近中错𬌗

二、填空题

某患者，上颌前部长度小，下颌前部长度大，磨牙为中性𬌗关系，前牙反𬌗，该患者属安格尔_____类错𬌗、毛燮均_____类错𬌗。

三、选择题

1. 某患者，一侧磨牙为远中关系，另一侧磨牙为中性关系，上颌切牙唇向倾斜，

该患者应诊断为安格尔的 （　　　　）

    A. Ⅰ类错𬌗　　　　　　　B. Ⅲ类错𬌗　　　　　　C. Ⅲ类亚类错𬌗

    D. Ⅱ类1分类亚类错𬌗　　E. Ⅱ类2分类亚类错𬌗

  2. 某患者，后牙为远中关系，前牙深覆𬌗、深覆盖，颏部后缩，该患者应诊断为毛燮均错𬌗的 （　　　　）

    A. Ⅱ^1　　　　　　　　　B. Ⅲ^4　　　　　　　　C. Ⅲ^3

    D. Ⅱ^2　　　　　　　　　E. Ⅱ^3

  3. 有关安格尔错𬌗分类法正确的是 （　　　　）

    A. Ⅰ类为远中错𬌗，Ⅱ类为近中错𬌗，Ⅲ类为中性错𬌗

    B. Ⅰ类为近中错𬌗，Ⅱ类为远中错𬌗，Ⅲ类为中性错𬌗

    C. Ⅰ类为中性错𬌗，Ⅱ类为近中错𬌗，Ⅲ类为远中错𬌗

    D. Ⅰ类为中性错𬌗，Ⅱ类为远中错𬌗，Ⅲ类为近中错𬌗

    E. 以上均不对

  4. 毛燮均错𬌗分类法共分几类 （　　　　）

    A. 二类　　　　　　　　　B. 三类　　　　　　　　C. 四类

    D. 五类　　　　　　　　　E. 六类

四、问答题

1. 简述错𬌗的临床表现。

2. 详述安格尔错𬌗分类法。

3. 详述毛燮均错𬌗分类法。

第四章　错𬌗畸形的检查和诊断

知识要点

1. 熟悉一般检查方法。
2. 学会记存模型的制作方法。
3. 了解模型的测量方法。
4. 了解矫治计划的制定。

错𬌗畸形的检查包括一般检查、模型分析、X线检查、X线头影测量等。根据病史资料和临床检查所得，分析形成错𬌗畸形的病因和错𬌗形成的机制，结合错𬌗畸形的临床表现，确定错𬌗畸形的类型，做出正确的诊断，拟定出矫治计划并推断预后。

一、一般检查

（一）一般情况

1. 个人信息　患者姓名、性别、出生年月、民族、出生地或生长地、家庭住址、邮政编码、联系电话。

2. 主诉　患者前来就诊的主要目的。

（二）询问病史

1. 既往史及现病史
（1）幼年时是否患过佝偻病、结核病、心脏病、内分泌失调等慢性疾病。
（2）乳、恒牙替换是否正常，有无乳牙早失、乳牙滞留、恒牙迟萌、龋齿及牙周病等。
（3）幼年时是否有口腔不良习惯。
（4）目前有无进行性疾病，有无口腔不良习惯等。

2. 家族史　了解与患者有遗传关系的亲属及兄弟姐妹有无类似畸形或其他遗传性疾病，询问母亲在妊娠时的年龄、健康状况、药物使用情况等，以确定是否与遗传因素或先天因素有关。

（三）牙、颌、面的检查

1. 牙的检查

（1）牙合的发育阶段　乳牙牙合、替牙牙合或恒牙牙合。

（2）牙的数目、大小及形态　牙的发育是否正常，有无额外牙、先天缺失牙、牙体过小、牙体过大等畸形。

（3）牙的错位情况　有无个别牙的唇（颊）向错位、舌（腭）向错位、近中向错位、远中向错位以及高位、低位、易位、扭转或斜轴等错位。

（4）乳、恒牙萌出及替换情况　有无乳牙早失或滞留，恒牙早萌及早失等。

（5）龋病及牙周情况　有无龋齿以及龋坏的程度，是否经过完善的治疗；牙周组织是否健康，有无牙龈炎及牙松动情况。

（6）口腔卫生情况　评价其口腔卫生状况，如有无牙垢、牙石等。

2. 牙弓的检查

（1）上下牙弓的长度关系　指上下牙弓的前后位置关系。

1）上下第一恒磨牙的牙合关系：为中性牙合、近中牙合，还是远中牙合，即安氏Ⅰ、Ⅱ、Ⅲ类关系。

2）上下前牙间的覆盖关系：前牙的覆盖关系是否正常，有无深覆盖或反覆盖，以及异常覆盖的程度等。

3）上下牙弓的突度：有无上牙弓前突、下牙弓前突或双牙弓前突。

（2）上下牙弓的宽度关系　指上下牙弓的左右位置关系。上下牙弓的宽度是否协调，有否牙弓狭窄、牙弓宽大，后牙有否对牙合、反牙合或锁牙合。

（3）上下牙弓的高度关系　指上下牙弓的上下位置关系。上下前牙间的覆牙合是否正常，有否深覆牙合或开牙合，以及异常覆牙合的程度。

（4）上下中切牙之间的中线关系　其中线有无偏移，与面部中线是否协调。

3. 颌部软硬组织的检查

（1）上下颌骨形态、大小及位置　是否有上颌前突或发育不足，下颌前突或后缩。

（2）牙槽、基骨及腭盖的情况　牙槽的突度、基骨的丰满度及腭盖的高度。

（3）舌的大小、位置　舌体的大小是否正常，活动的灵活程度如何，位置有无异常等。

（4）唇、舌系带的情况　唇系带的附丽位置是否过低，舌系带有否过短等异常现象。

（5）功能的异常　咀嚼、发音、吞咽有无异常等。

（6）其他　有无唇、腭裂等。

4. 面部的检查

（1）面部左右对称协调情况　颏点位置是否正常，两侧上下颌骨、肌肉发育是否对称。

（2）侧面轮廓协调情况　为直面型、凹面型，还是凸面型。

（3）唇的形态和功能情况 上、下唇有无翻卷、缩短、开唇露齿等。

（4）颞下颌关节情况 两侧关节区有无压痛，作张闭口运动时有无关节弹响，张口度和张口型是否正常，下颌前伸及侧方运动时的轨迹有无异常等。

（四）全身情况

1. 精神状态 有无面色异常、精神不振、智力发育障碍等。

2. 生长发育情况 身高、体重等。

3. 口腔不良习惯 有无吮指、咬唇、吐舌、口呼吸等不良习惯。

4. 鼻咽部情况 有无鼻呼吸道阻塞、扁桃体肥大等鼻咽部疾病。

二、模型分析

对模型进行分析是口腔正畸临床诊断、制定矫治计划的一个非常重要的步骤，其目的是为了了解牙、牙弓、殆关系及牙槽骨的情况，测量牙列的拥挤程度，为临床诊断提供参考。记录患者牙殆情况的模型，称为记存模型。模型分析必须有记存模型。

（一）记存模型的作用

记存模型必须正确反映口腔组织形态及牙殆情况，其作用有：

1. 用作矫治前的原始记录。

2. 作为研究诊断的重要依据。

3. 用于确定矫治计划。

4. 治疗过程中的疗效观察、对照、评估。

（二）记存模型的要求和制作方法

1. 记存模型的要求

（1）记存模型应准确、清晰。

（2）模型的范围须包括牙、牙弓、基骨、腭穹隆、系带、移行皱襞等。

（3）记存模型要求整齐、美观，能正确反映患者的咬合关系和错殆情况。

（4）标写患者姓名、性别、年龄，注明制取模型的日期和编号。

2. 记存模型的制作方法

记存模型的制作方法和步骤与义齿修复模型的制作基本相同，选择合适的托盘，应包括牙弓内的全部牙齿，托盘的边缘要有足够的高度才能取得基骨的正确形态。记存模型必须进行修整，修整的方法有两种：①模型修整器（机）修整法；②利用成品橡皮托成型法。

（1）模型修整器（机）修整法 通过模型修整器（机）磨改模型的底座，使之达到一定的标准。具体操作步骤如下：

1）修整下颌模型底面，使其与下牙弓的殆平面平行。模型座的厚度约为模型上尖牙的牙尖至前庭沟底总高度的1/2。

2）修整模型座的后壁，使其与模型座的底面及牙弓的正中线垂直。后壁到模型上最后磨牙远中的距离，至少应有1/2牙冠的宽度。

3）将上、下颌模型按照咬合关系正确对位，以下颌模型为基准对上颌模型进行修整，使上颌模型座的后壁与下颌模型座的后壁在同一平面上。

4）修整上颌模型座的底面，使其与下颌模型座的底面平行。

5）修整上、下颌模型座的侧壁，使其与前磨牙及磨牙颊尖的颊面平行。

6）修整下颌模型座的前壁，使其成为一圆弧形，并与下牙弓的前部弧度尽可能协调一致。

7）修整上颌模型座的前壁，使其形成钝角的尖形，角的尖端约在两中切牙之间。

8）修整上、下颌模型座的后壁与侧壁的夹角，使其成为一短段夹壁，夹壁与原来夹角的平分线成垂直关系（图4-1）。

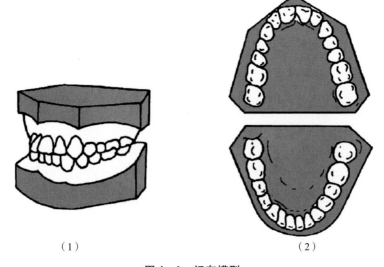

（1）　　　　　　　　　　　　　　（2）

图4-1　记存模型

（1）侧面观　　（2）上下颌基座形态

（2）利用成品橡皮托成型法　具体操作步骤如下：

1）将模型做初步的修整，置于大小合适的橡皮托内，模型的前庭沟应与橡皮托的边缘平齐，模型的中线对准橡皮托的中线，模型的两侧则与橡皮托边缘的间距均匀一致。

2）先做上颌模型，取适量调拌好的石膏置于橡皮托内，将初步修整的上颌模型放入橡皮托中，用毛笔抹平模型边缘，尽量使之光滑平整。

3）上颌模型基底石膏凝固后，将下颌模型根据咬合关系准确对位，用蜡固定在上颌模型上。

4）调和适量的石膏倒入下颌橡皮托内，将下颌模型放入并置于垂直板上，要求上、下颌模型的后壁紧贴垂直板，模型的底面与垂直板垂直，橡皮托的中线应与上颌橡皮托的中线一致，应用同法抹平下颌模型的边缘（图4-2）。

5）石膏凝固后，从橡皮托中取出上、下石膏模型，必要时也可用砂纸将模型稍加修整。

记存模型完成后，在上、下模型座的后壁上标写姓名、性别、年龄以及制取模型的年、月、日等。

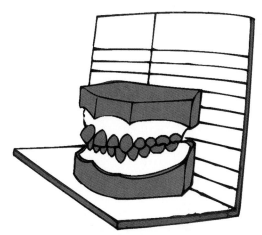

图 4-2 橡皮托直角板模型装托

（三）模型的分析方法

记存模型的分析可以弥补正畸临床口腔检查的不足，通过模型的观察，可从前方、侧方、后方等各个方向了解牙𬌗的情况。对于牙的数目、形态、大小有无异常及错位，牙弓的形状、大小、协调性是否正常，牙弓、牙槽弓、基骨弓三者的关系是否协调，𬌗关系是否正常等均可借助模型进行仔细的研究和测量分析。

1. 一般分析 主要包括在石膏模型上观察牙的外形、大小、拥挤部位、错位情况、中线位置、牙弓有无短缩、上下磨牙的关系及颌骨的发育是否正常等。

2. 牙弓与基骨的测量 牙、牙弓和基骨之间有着密切的相应关系，通过对牙弓应有弧形长度、牙弓现有弧形长度、牙弓拥挤程度、牙弓宽度与基骨的测量，找出其规律性，作为诊断的参考。具体测量方法有：

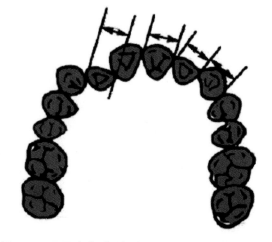

图 4-3 牙弓应有弧形长度（牙冠宽度）的测量

（1）牙弓应有弧形长度的测量 恒牙列期，可用分规或游标卡尺测量每个牙冠的最大径。由于多数错位牙出现在牙弓的前、中段，因此一般可测量第一恒磨牙之前牙弓内各牙冠的宽度，其牙冠宽度之和即为牙弓应有的弧形长度或必需的间隙（图 4-3）。

若需作全牙弓分析时，测量全部牙的牙冠宽度，其总和为全牙弓应有弧形长度或全牙弓的必需间隙。

（2）牙弓现有弧形长度的测量　取一直径约为 0.5mm 的细铜丝，一般从上颌或下颌第一恒磨牙的近中接触点开始，沿着正确的前磨牙的𬌗面窝、尖牙的牙尖和切牙的切缘，模拟理想的牙弓形状，至另一侧第一磨牙的近中接触点形成一条弧线，然后将铜丝取直，测量其长度。通常应测量三次，求得的平均值即为牙弓现有的弧形长度或称可用间隙（图 4-4）。

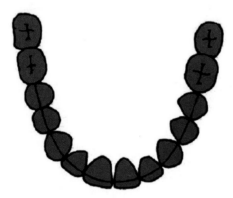

图 4-4　牙弓现有弧形长度的测量（铜丝法）

（3）牙弓拥挤程度的分析确定　牙弓应有弧形长度与牙弓现有弧形长度之差，或必需间隙与可用间隙之差，即为牙弓的拥挤程度。

（4）牙弓长度的测量　牙弓长度的测量是以左右两侧第二恒磨牙远中接触点之间的连线为底线，两中切牙近中接触点向底线所做的垂线，即为牙弓的总长度。总长度由前向后可分为前、中、后三段：①中切牙间近中接触点至两侧尖牙牙尖连线的垂直距离，为牙弓前段长度；②尖牙牙尖连线至两侧第一磨牙近中接触点连线间的垂直距离，为牙弓中段长度；③第一磨牙近中接触点连线至两侧第二磨牙远中面连线间的垂直距离，为牙弓后段长度（图 4-5）。

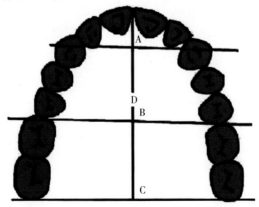

图 4-5　牙弓长度测量

A. 前段长度　B. 中段长度　C. 后段长度　D. 全牙弓长度

（5）牙弓宽度的测量　一般将牙弓分为三段进行测量，即：①左右两侧尖牙牙尖间的宽度，为牙弓前段宽度；②左右两侧第一前磨牙中央窝间的宽度，为牙弓中段宽度；③左右两侧第一磨牙中央窝间的宽度，为牙弓后段宽度（图4-6）。

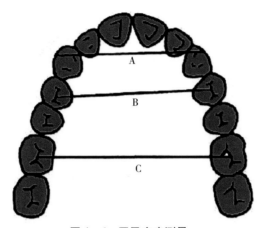

图4-6　牙弓宽度测量

A. 前段宽度　B. 中段宽度　C. 后段宽度

（6）基骨的测量　分基骨的长度和宽度两个方面。基骨长度是测量中切牙唇侧黏膜移行皱襞处牙槽骨的最凹点到第一恒磨牙远中接触点连线的垂直距离。宽度是测量左右第一恒磨牙颊侧移行皱襞处牙槽骨最凹点之间的距离（图4-7）。

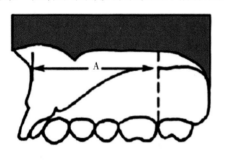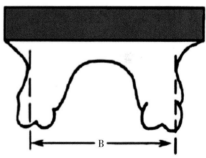

图4-7　基骨的测量

A. 长度　B. 宽度

3. 石膏模型的牙排列试验　恒牙列期的牙列拥挤，有时可通过将石膏模型上的牙按理想的牙弓弧度进行重新排列试验，以确定牙列拥挤的程度，对于是否进行拔牙矫治、协助诊断、预测疗效有一定的帮助。现以上颌牙列拥挤为例，将其方法和步骤介绍如下：

（1）在模型上用有色笔画出中线的位置，应注意的是，此中线应与患者的面部中线一致，同时画出上、下颌第一磨牙的咬合线，以备将来对准咬合关系。

（2）在上颌第一磨牙前每个牙的牙冠唇、颊面，用笔标示出左右侧各牙的序号，同时在每个牙的颈缘上2～3mm处定一标志点，并将各牙上的标点连成一条线。

（3）如模型后份（磨牙区）咬合关系不理想，为防止前牙区石膏牙切掉后，不能确定正确的咬合位置，应上𬌗架固定上下颌模型，以保持𬌗关系不会改变；如模型的后牙区在切掉前牙后仍能确保咬合关系不变，则可不必上𬌗架。

（4）沿石膏牙颈缘上标示的连线，从前牙区水平向将石膏模型锯开（锯至颈缘连线的末端、第一磨牙的近中即可），但不要伤及石膏牙冠并尽量保留牙槽骨。

（5）再从左右第一磨牙的近中垂直锯入，尽可能不要过多地伤及接触点和牙冠的宽度。

（6）用较锐利的刀具将前段牙列锯下，并按顺序逐个将牙分开，尽量保持牙的接触点和牙冠的宽度不变，适当修整各个牙近、远中面上的石膏。

（7）取一片红蜡片烤软后，铺置在模型上被锯去牙的区域，按中线和下颌模型的𬌗关系，模拟理想的牙弓形状，将左、右中切牙及侧切牙、尖牙、第二前磨牙依次排列好，即可观察到剩余间隙的大小，以确定是否需要拔除第一前磨牙，或需扩弓矫治等。也可视余留间隙的大小决定磨牙应向近中移动的量，对支抗的设计亦有参考价值。

若下牙列拥挤也需排列调整时，应先考虑将下牙弓的位置调整好，再酌情将上颌牙排于正确的位置上。

三、照　　相

（一）面部照相

包括正面像和侧面像（图4-8）。

1. 正面像　可显示颜面左右发育是否对称，以及面部有无其他畸形等。

2. 侧面像　可显示面部的高度及深度有无异常等。

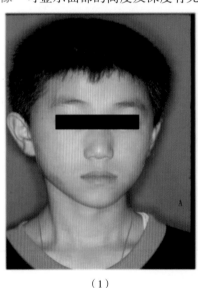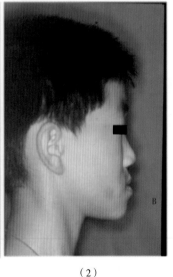

（1）　　　　　　　　　　　（2）

图4-8　面部照相

（1）正面像　　（2）侧面像

（二）口内牙牙合像

口内像可显示牙体形态、牙的位置、牙周组织有无异常以及牙弓和咬合情况等（图4-9）。

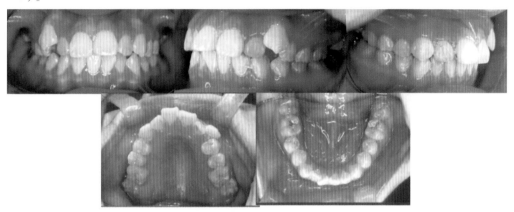

图4-9 牙照相

四、一般X线检查

（一）牙片

可显示额外牙、缺失牙、阻生牙、牙胚发育情况，检查牙长轴有无倾斜以及牙根有否吸收、弯曲、长短，髓腔和牙体、牙周有无病变情况等。

（二）咬合片

可显示额外牙、阻生牙的位置，牙根病变以及腭裂间隙等情况。

（三）颞下颌关节开闭口位片

检查髁突及关节凹的情况是否正常，有无病变等。

（四）全颌曲面断层X线片

显示全口牙及牙胚数目和发育情况，也可对上下颌骨的发育情况作进一步的了解，重点是对牙的形成、萌出状态和相互关系进行观察（图4-10）。

五、X线头影测量

X线头影测量，是在X线头颅定位（图4-11）照相所得的影像上描图，为牙颌、颅面确定一些标志点，然后对这些标志点之间一定的线距、角距和线距比进行测量分析，对于研究颅面的生长发育、诊断和分析牙颌及颅面的畸形、确定错牙合畸形的矫治设计、分析下颌运动功能等均有重要的参考价值。通过矫治前后的测量分析，还可了解矫

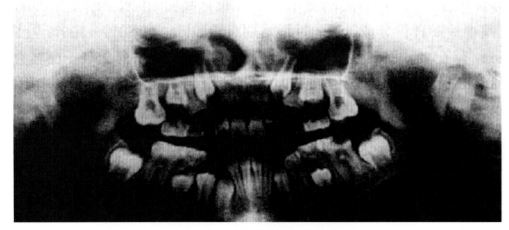

图 4 - 10　全颌曲面断层 X 线片

治过程中牙、颌、面的变化情况，并借此了解和评判矫治器的作用和矫治效果。

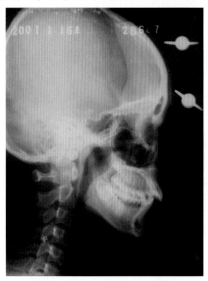

图 4 - 11　头颅侧位 X 线片

知识链接

电子计算机化的 X 线头影测量

　　电子计算机化的 X 线头影测量也成为数字化的 X 线头影测量，其基本原理是将在头颅图迹上所确定的各测量标志点转换成坐标值，由电子计算机算出各测量项目的结果并进行统计分析。电子计算机化的 X 线头影测量将 X 线头影测量技术提高到一个新阶段。此项技术现在还在不断发展，正从目前二维空间的测量系统开始向三维空间系统及主体摄像相结合的系统发展，这对错𬌗的诊断矫治设计，特别对正颌外科的诊断设计无疑将是一个新的飞跃。

六、诊断与矫治计划

（一）诊断

错𬌗畸形的诊断是根据临床多种资料的综合分析而确定的，通常应包括以下内容：

1. 根据全部病史资料和临床检查所得，分析形成错𬌗畸形的因素和机制。

2. 根据错𬌗畸形的临床表现，结合畸形的因素机制确定错𬌗畸形的类型。

3. 拟定出矫治计划并推断预后。

（二）矫治计划

根据诊断在制定矫治计划时应考虑以下内容：

1. 错𬌗畸形矫治的适应证　𬌗的发育有三个不同的牙列时期，即乳牙期、替牙期和恒牙期。在不同的牙列时期，错𬌗的矫治适应证及矫治原则各有不同。

（1）乳牙𬌗期（3～6岁）　乳牙期矫治的主要对象常为颌间关系失调或颅、面、颌关系的失调。个别牙错位，预计在其他牙列时期矫治效果更佳，或对颌面的功能及发育无大妨碍，或矫治效果不能肯定时，一般不予矫治。乳牙期矫治的适应证有：

1）前牙反𬌗、下颌前突。

2）后牙反𬌗。

3）严重的深覆𬌗、远中𬌗。

4）所有妨碍功能或生长发育的口腔不良习惯及其造成的错𬌗畸形。

乳牙期矫治时应注意：①前牙反𬌗应在乳牙根部还未开始吸收之前进行矫治；②牙根未发育完成或已大量吸收者不能用作抗基牙，一般乳磨牙在4～8岁之间可作为抗基牙。

（2）替牙𬌗期（7～12岁）　替牙期时乳、恒牙同时存在，而且又是颌骨发育和调整变化的快速期，牙列及咬合均不稳定，错𬌗畸形可随牙的替换得到改善，也可进一步恶化，诊断比较困难。因此，凡轻度错𬌗畸形，对功能和发育的影响无大妨碍者，可进行观察，不必急于进行矫治。替牙期矫治的适应证有：

1）前牙反𬌗。

2）后牙锁𬌗、反𬌗。

3）个别牙严重错位及引起错𬌗的额外牙。

4）上下牙弓间的关系异常。

5）第一恒磨牙严重错位。

6）由口腔不良习惯所致的各类错𬌗。

替牙期矫治时应注意：①诊断不明确时，不宜盲目进行矫治；②矫治器的设计和制作应以不妨碍牙颌生长发育为原则；③矫治器的戴用时间不宜过长，矫治力应轻微。

（3）恒牙𬌗期（12～18岁）　恒牙期，当第二恒磨牙已萌出（12岁左右）时为矫治的最佳时期。因第二恒磨牙萌出后，牙弓及面部宽度不再增加或增加甚微，且殆的发育及调整已基本完成，只要诊断明确，所有的错殆畸形均可积极进行治疗。

2. 正畸矫治与年龄、性别的关系　儿童时期，因上下颌骨正在生长发育，骨质的生长较为活跃，故矫治效果理想。对于某些影响生长发育的早期骨性错殆畸形，越早矫治其效果越好。成年以后，颌骨的生长发育已停止，骨质的生长为代偿性增生，可塑性减小，因此矫治效果较差，且矫治时间将大大加长。某些骨性错殆畸形，应适当考虑外科手术矫正。近些年来，成人正畸治疗已成为正畸临床的一大热点，但也是临床矫治中的难点，成人错殆畸形的矫治可直接反映出正畸医生的临床诊治水平。

男女青春期各有不同，女孩较男孩早，如在利用生长发育快速期进行矫治时，女孩矫治的时间应比男孩略早一些。

3. 身体的健康状态与矫治的关系　全身及口腔局部的健康状况，对矫治过程和矫治效果有一定的影响。全身和口腔局部状态好，矫治时的组织变化正常，矫治效果必然好；患有全身和口腔局部的慢性或急性疾病时，抵抗力下降，对于牙的移动、骨的改建等方面，会出现不同程度的影响。因此，矫治以前积极治疗全身和口腔局部的疾病，是获得矫治成功的重要因素。

4. 矫治的设计与预后　错殆畸形的表现错综复杂，可局限于个别牙错位，也可表现为颅、面间关系的不协调。为此，确定矫治设计时，不但要考虑矫治器的设计应用，还要正确的推断预后，并将矫治疗程、矫治效果向家长解释清楚，以取得家长和患者的积极配合。

5. 牙颌发育期应观察的几个问题　儿童在生长发育过程中，其牙颌有时会出现一些看似异常的现象，即暂时性错殆。此现象一般可在生长发育中自行调整，不需矫治。

（1）发育间隙　亦称生长间隙，一般发生在3~6岁，有时在乳牙列后期时出现散在间隙，也有无此间隙者。发育间隙的出现，表明前牙区恒牙胚的发育及颌骨体积的增长较为明显，对于将来恒牙的萌出、恒牙的整齐排列以及殆关系的调整有着重要的意义。即使不出现此间隙，随着恒牙的萌出，牙弓长度及宽度的发育，相应地扩大了前牙弓，恒牙也不一定拥挤，但有此间隙者明显优于无此间隙者。

（2）灵长间隙　在出现发育间隙的同时，也可在上颌乳尖牙的近中、下颌乳尖牙的远中出现间隙，这一现象称之为灵长间隙。此间隙为灵长类动物的特征，其作用是容纳对颌粗大的尖牙，此表现在低级灵长类动物中更加明显。灵长间隙对将来恒牙殆关系的调整有一定的作用。

（3）上颌中切牙之间隙　上颌中切牙萌出初期，两牙间出现"八"字型间隙，这是上颌侧切牙牙胚在发育过程中，挤压中切牙牙根所致。待上颌侧切牙萌出后，施加于中切牙根部的力逐渐消失，其萌出的力作用于中切牙冠部，间隙即可消失。但应注意排除额外牙及唇系带附着过低等因素。

（4）上颌侧切牙牙冠远中倾斜　侧切牙萌出后，由于尖牙牙胚位置较低，压迫侧切牙牙根使其牙冠向远中倾斜。尖牙萌出后，侧切牙即可自行调整正常。

（5）上下恒切牙萌出初期轻度拥挤　正常情况下，恒切牙的体积较乳切牙大，恒牙萌出初期时可呈现出轻度拥挤的现象，随着颌骨的发育及替牙间隙（离位间隙）的出现，可得到改善。替牙间隙 = （Ⅲ + Ⅳ + Ⅴ）-（3 + 4 + 5）。

（6）恒切牙萌出早期的深覆殆 其形成的原因可能为上下颌体及牙槽的高度发育尚不足，随着前磨牙及第二恒磨牙的萌出，上下颌间高度各有一次增高。此期的深覆殆，如无咬伤牙龈组织的情况，可待前磨牙及第二恒磨牙萌出后再作考虑。

（7）建殆初期上下第一恒磨牙呈远中殆关系 建殆初期的轻度远中殆关系，当乳磨牙被较小的前磨牙替换后，其离位间隙可将远中殆关系调整为中性殆关系。

目标检测

一、名词解释

1. 可用间隙
2. 必需间隙
3. 牙弓的拥挤程度

二、填空题

1. 记存模型必须进行修整，修整的方法有两种，即_____、_____。
2. 替牙期矫治的适应证是：_____、_____、_____、_____、_____、_____。

三、选择题

1. 正畸记存模型的作用是（　　　　）
   A. 用作矫治前的原始记录
   B. 作为研究诊断的重要依据
   C. 用于确定矫治计划
   D. 治疗过程中的疗效观察、对照、评估
   E. 以上都是
2. 乳牙期的矫治适应证是（　　　　）
   A. 前牙反殆、下颌前突
   B. 后牙反殆
   C. 严重的深覆殆、远中殆
   D. 所有妨碍功能或生长发育的口腔不良习惯及其造成的错殆畸形
   E. 以上都是
3. 恒牙期矫治的最佳时期为（　　　　）
   A. 第一恒磨牙已萌出（6 岁左右）　　B. 第二恒磨牙已萌出（12 岁左右）
   C. 第一前磨牙已萌出（10 岁左右）　　C. 第二前磨牙已萌出（11 岁左右）

    E. 第三恒磨牙已萌出（18 岁左右）

四、简答题

1. 记存模型的要求有哪些？
2. 简述模型修整器修整法制作记存模型的操作步骤。
3. 牙颌发育期应观察哪些问题？

第五章　正畸治疗的生物机械原理

 知识要点

1. 了解正畸治疗过程中的组织反应。
2. 熟悉牙移动的类型及组织反应。
3. 掌握矫治力的来源、分类及与组织变化的关系。

错殆畸形的矫治，主要是通过矫治器对错位的牙、牙弓或畸形颌骨施以矫治力，或改变口面肌异常功能，使之向正常的位置移动或生长，从而达到平衡、稳定和美观。在矫治过程中，颌骨、牙周等组织发生的反应，不是简单的机械作用，而是复杂的生物机械运动。正确理解不同区域组织改建的特征，对正畸治疗工作具有重要的指导作用。

一、正畸治疗过程中的组织反应

在矫治过程中，当矫治器产生的力作用于牙、牙周、颌骨等组织时，均会引起一系列的组织反应，从而达到牙齿移动和颌骨矫形的效果。

（一）牙周组织的反应

1. 牙周膜的变化　温和而持续的矫治力作用于牙体后，张力侧的牙周膜纤维被拉长，牙周间隙增宽，胶原纤维和基质增生，成纤维细胞增殖，成骨细胞分化；另一侧牙周膜受挤压而紧缩，牙周间隙变窄，血管受压血流量减少，胶原纤维和基质降解吸收，破骨细胞分化。当外力去除后，牙周纤维经重新排列和附着，支持牙齿在新的位置上，并逐渐恢复牙周膜的宽度。如果矫治力过大，牙周膜内血管可因受过度挤压而局部缺血或出血，牙周膜内细胞发生坏死，成骨和破骨细胞的分化也就终止，最终会导致牙齿移动减慢和牙齿松动。

2. 牙槽骨的改建　适宜的矫治力作用于牙体后，在张力侧牙槽骨的内侧面，成骨细胞活跃，产生新骨；外侧面则有破骨细胞活动，吸收原有骨质，以保持牙槽骨的正常厚度。受压侧牙槽骨内侧面，因受压而有破骨活动，以缓解牙周膜所受压力；而外侧面成骨细胞活跃，保持牙槽骨的正常厚度（图 5 - 1）。整个变化区域的过渡性骨到正常结构的骨组织，大约需要半年到 1 年，甚至更长的时间。在这一时期内，移动的牙齿仍处于不稳定状态，必须戴用保持器保持，以防止牙移动后复发。如果矫治力过大，在受压侧的牙槽骨内侧面不发生直接的骨吸收，而在稍远处发生"潜行性"骨吸收（图5 - 2），牙移动速度减慢，出现过度的松动和疼痛，恢复时易发生根骨粘连。

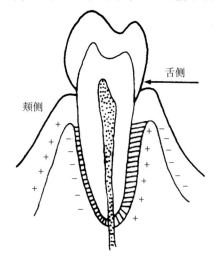

图5 - 1　适宜矫治力牙槽骨的反应
"＋"表示骨沉积；"－"表示骨吸收

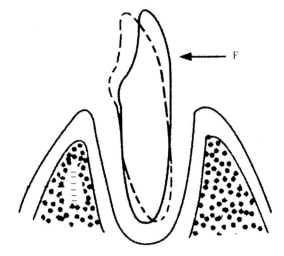

图5 - 2　过大矫治力牙槽骨的反应
"－"潜行性吸收

3. 牙龈的反应　正畸治疗过程中，随着牙齿的移动，牙龈也同时出现一定的改变。压力侧因受挤压稍有隆起，张力侧略受牵拉，牙龈上皮组织和固有层结缔组织出现一定的增生和改建。牙龈组织的改建速度慢于硬组织，对牙移动后复发可有一定的影响。

（二）牙体组织的反应

1. 牙髓组织的反应　矫治力适宜时，牙根尖部血管受轻压，牙髓组织轻度充血，对温度的变化敏感，有时出现牙髓活力下降，一般可在矫治完成后恢复。如矫治力过大，则可发生部分或全部牙髓变性甚至坏死。正畸治疗过程中，应随时询问并仔细观察患者牙齿情况，同时检查牙髓活力，防止引起牙髓变性坏死。死髓牙若根尖周围组织及牙周情况良好时，经根管治疗后也可被移动。

2. 牙骨质的变化　由于牙骨质抗压能力强，与牙槽骨相比，在矫治力的作用下，其吸收范围小、程度轻，X线片上难以发现，而且能较快地由新生牙骨质及时进行修复。

3. 牙根的反应性改变　在正畸牙移动过程中，牙根的反应性改变主要表现在牙根的吸收上。牙根吸收有以下三种类型：

（1）轻微吸收　大部分经移动的牙均有发生，一般在X线片上难以发现。

（2）进行性吸收　多发生在牙根尖，使牙根变得短而钝，是因矫治力过大或较大的矫治力持续时间过长所致。在治疗过程中，应经常进行X线检查。

（3）特发性吸收　这种吸收与矫治力无关，可能是个体自身代谢异常所致。在矫治前可通过X线片发现，应特别注意。在施加矫治力后往往会加重其吸收，受压区不仅牙骨质吸收，而深层的牙本质也会有吸收。

（三）腭中缝的改变

腭中缝是左右骨突交错向对方延伸，形成互相嵌合的不规则线。在青春期之前，腭中缝无完全的骨性联合，其间依靠结缔组织相连接。在快速扩弓时，裂缝逐渐扩大，大量的成骨细胞在每侧骨突的顶端部集聚分布，形成新骨，同时结缔组织的血管、纤维细胞的数目增多。儿童扩弓疗效的实现取决于中缝快速劈裂的程度及牙向颊侧移动的效果，前者是主要效应。成人腭中缝则发生骨性闭合，已很难打开骨缝，扩弓疗效主要取决于牙向颊侧移动的效果。

（四）乳牙移动对恒牙胚的影响

在乳牙根尚未吸收的情况下，适宜的矫治力，可使恒牙胚随乳牙向同一方向移动。恒牙胚移动时，受压区出现破骨细胞，引起骨质吸收，相应的张力区有新骨形成，结果恒牙胚也随着乳牙的移动而到达一个新的位置。可以利用这种矫治乳牙的方法，间接矫治恒牙。但如果矫治力过大，乳牙倾斜移动时，恒牙胚就会被乳牙牙根推向与乳牙牙冠移动相反的方向。

（五）牙移动时对邻牙的影响

由于牙周膜嵴上纤维越过牙槽嵴顶伸向邻牙牙周膜，当牙移动时，嵴上纤维牵拉相邻牙，使其轻微地同向移动。

（六）面部肌的变化

牙、颌、面发育受多种因素的制约。正常的面部肌动力平衡在发育中起重要作用，特别是维持牙弓前后、内外所有肌力量的平衡。因此，在错𬌗的治疗过程中，为了恢复牙颌系统新的动力平衡，面颊部诸肌等软组织也发生变化。这种改变，利用肌电检查可发现。在青春期及青春前期容易建立新的反射通路，并能够很快适应。如 Frankel、Activator 等各种功能性矫治器能起到很好的作用。

二、矫治力

正畸治疗的过程，实质上就是矫治力的应用过程，任何组织反应均离不开力的作用。只有合适的矫治力通过矫治器作用于错位牙、牙弓及颌骨，才能达到理想的矫治效果。

（一）矫治力的来源

1. 机械力　由矫治器及其附件所产生的力，如各种弹性金属丝及橡皮圈等。

2. 肌力　由肌收缩产生的力。大部分功能性矫治器就是利用肌收缩力或解除过度的肌收缩力达到矫治错𬌗畸形的目的。

3. 磁力　由两块永磁体之间相互作用所产生的力，根据同极相斥、异极相吸的原理，以达到移动牙齿的目的。磁场强度与磁极间距离成反比，磁力与磁场强度成正比，即距离近力大，距离远力小。

（二）矫治力的种类

各种矫治器产生的矫治力，其性质、大小、作用时间等均不相同，引起的组织反应也不同。因此，可根据矫治力的来源部位、强度、作用时间和效果进行分类。

1. 根据矫治力源部位分类

（1）颌内力　同一牙弓内的牙齿相互牵引产生的作用力与反作用力（图5-3）。

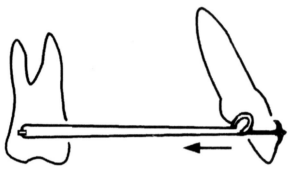

图5-3　颌内力

（2）颌间力　上下颌之间的牙或牙弓相互牵引产生的作用力与反作用力。根据上下颌移动方向的不同，可分为Ⅱ类牵引、Ⅲ类牵引和垂直牵引（图5-4）。

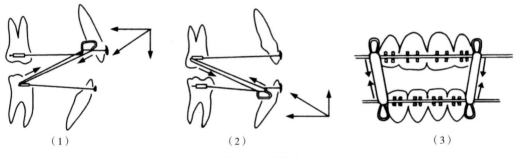

（1）　　　　　　（2）　　　　　　（3）

图5-4　颌间力

（1）颌间Ⅱ类牵引　（2）颌间Ⅲ类牵引　（3）颌间垂直牵引

（3）颌外力　以颈、额、颏、颅部等作为抗基，将力作用于牙、牙弓或颌骨，使之发生移动或改建，此法可产生较强的矫治力（图5-5）。

2. 根据矫治力的强度分类

（1）轻度力　力的强度在60～100g之间。

（2）中度力　力的强度在100～300g之间。

（3）重度力　力的强度大于300g。

3. 根据矫治力的作用时间分类

（1）间歇力　对错位牙产生的间断的作用力称为间歇力。大部分可摘矫治器产生的矫治力为间歇力，一般会在短时间内消失而需要再加力。

（2）持续力 对错位牙产生的持续的矫治力，称为持续力。该力可持续几周或更长的时间，固定矫治器多为持续力，如正畸弓丝、螺旋弹簧所产生的力。

4. 根据矫治力的作用效果分类

（1）正畸力 力值较弱，作用范围较小，通过牙在生理范围内的移动矫治错殆。主要表现为牙和牙弓的改变及少量基骨的改变，对颅、颌骨形态的改变不明显。活动和固定矫治器产生的矫治力多为此种，如固定矫治器镍钛弓丝对牙施加的力。

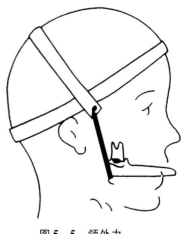

图 5-5 颌外力

（2）矫形力 力量较强，作用范围大。主要作用在颅骨、颌骨上，能使骨骼形态及位置改变，骨缝打开，对颜面形态改变作用较大，又称整形力。如在青春期及青春前期儿童使用的上颌前牵器、头帽、颏兜等，能对上下颌骨的生长发育产生影响，亦可改变面部形态。扩弓螺旋器所产生的矫治力也属矫形力。

（三）矫治力与组织变化的关系

通常按照矫治力强度的大小及引起组织反应的程度可将其分为四级：

第 1 级：力量过小或持续时间过短，不能引起牙周组织的明显反应，牙无移动。

第 2 级：温和而持久的矫治力，强度小于毛细血管压力，能引起牙周组织的反应，但不伤害组织，最适于牙的移动，且移动较快。

第 3 级：矫治力的强度超过毛细血管压力，引起局部组织坏死，使正常生理性的破骨与成骨活动不能进行，只有待死骨吸收清除后，牙才能移动。因此，矫治力过大，牙移动反而变慢，同时还可引起矫治牙的牙根吸收。

第 4 级：矫治力强度过大，压毁牙周膜，使牙根与牙槽骨直接接触而产生粘连，牙不能移动。

适宜的矫治力作用于牙齿时，一般有以下的临床表现：

1. 矫治力作用的牙齿只有酸胀感，无明显的自觉疼痛。
2. 叩诊矫治力作用的牙，无明显反应。
3. 矫治力作用的牙，无明显松动。
4. 牙位或颌位移动效果明显。
5. X 线片显示矫治牙的根部及牙周组织无异常变化。

三、牙移动的类型及组织反应

牙移动是一种复杂的生物机械运动。由于施加矫治力的方式不同，会出现不同类型的牙移动，牙周组织各部位的反应也不尽相同。

（一）倾斜移动

倾斜移动是指牙齿以支点为中心，牙冠和牙根作相反方向的移动。当牙倾斜移动时，每个牙根周围呈现2个压力区和2个张力区，其中以根尖及龈缘附近受力最大，一侧近牙冠区与对侧根尖区牙周组织产生的矫治力相同（同为压力或张力）（图5-6）。牙周组织的反应为压力区骨质吸收，张力区骨质沉积。牙的倾斜移动是最为简单而最易形成的一种移动方式，所需的力较小。牙齿旋转中心的位置一般与着力点有关，力的作用点愈近牙冠的颈部，旋转中心就愈近根尖。应用可摘矫治器矫治的牙，大都呈倾斜移动。

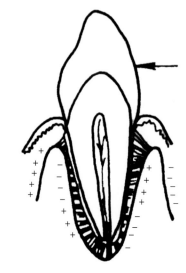

图5-6 牙倾斜移动时压力与张力的分布
"＋"表示张力   "－"表示压力

（二）整体移动

整体移动是指牙冠和牙根向同一方向等距离移动。矫治力所在的一方为张力侧，而另一方为压力侧，分别发生骨质增生与骨质吸收（图5-7）。整体移动是较难达到的，只有使用特定的矫治器才能达到。首先要使牙冠较大面积地受力，再通过对牙施以力矩不同的力来相互制约，其所需的力约大于牙倾斜移动所需力的2倍。牙生长在牙槽窝内，要想完全整体移动是不可能的，只可能是接近整体移动。以方丝弓矫治的牙齿，多为此类移动。

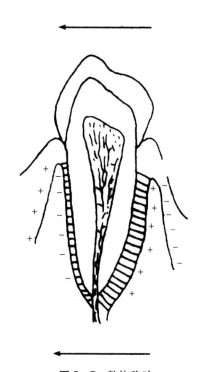

图5-7 整体移动

（三）旋转移动

旋转移动是指牙沿其长轴而进行的旋转。旋转移动牙时，常需要使用力偶或相对力的方法，在牙根周围形成2个压力区和2个张力区（图5-8）。扭转牙在矫治时，由于其牙周膜纤维基本都被拉长扭绞，纤维之间的毛细血管受到压迫，影响血液循环，使骨质的增生和吸收均较缓慢，矫治时间较长，并且容易复发。因此，往往需要矫枉过正和保持较长的时间。

（四）转矩移动

转矩移动是指牙体的一部分移动，而另一部分被限制移动。通常用于"根转矩"，即牙根

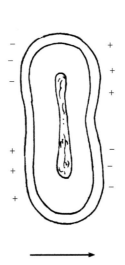

图 5 - 8 旋转移动

移动而牙冠很少移动，又称控根移动（图 5 - 9）。要实现这种移动，往往需要在牙冠上使用力偶作用，即在牙齿两侧施加相反方向的力偶，限制牙冠的移动。此类移动，根尖的压力最大，根尖移动较其他部位更多，如果施力不当，可造成根尖吸收和牙髓坏死，使用时应特别注意观察。这种移动常需用固定矫治器才能完成。

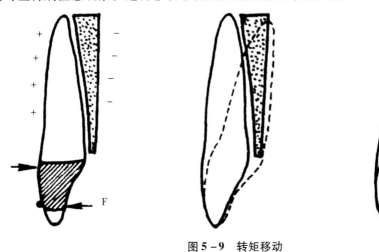

图 5 - 9 转矩移动

（五）垂直移动

垂直移动是指牙齿的伸长或压低移动。将牙齿向外拉出伸长时，牙槽骨的基底部和牙槽窝周边的牙周纤维受到牵拉增生，牙齿逐渐向冠方移动（图 5 - 10）；压低移动时，根尖区牙周纤维受到压力，牙槽窝表面呈普遍性破骨细胞的活动，导致骨吸收，直至根尖区牙槽骨被吸收后，牙齿便可向牙槽窝底压入（图5-11）。若矫治力过大，无论是伸长或压低移动均可造成根尖血管的损伤，引起牙髓、牙周组织的病变。

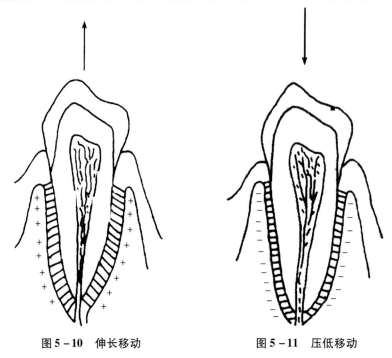

图5-10　伸长移动　　　　　　　图5-11　压低移动

目标检测

一、名词解释

1. 转矩移动
2. 正畸力
3. 矫形力
4. 颌间力

二、填空题

1. 根据矫治力的作用时间分类，矫治力可分为_____、_____。
2. 矫治力的来源有：_____、_____、_____。
3. 根据矫治力的强度分类，矫治力可分为：（1）轻度力：力的强度小于_____；（2）中度力：力的强度在_____之间；（3）重度力：力的强度大于_____。
4. 牙移动的类型：_____、_____、_____、_____、_____。

三、选择题

1. 下列有关矫治过程中的牙周组织反应，错误的是（　　　　）

A. 张力侧的牙周膜纤维被拉长，牙周间隙增宽

B. 受压侧组织受挤压而紧缩，牙周间隙变窄

C. 张力侧牙槽骨的内侧面，成骨细胞活跃，产生新骨

D. 受压侧的牙槽骨内侧面，因受压而有破骨活动

E. 牙龈在正畸治疗中的变化很小，在正畸治疗过程中完全可以忽略

2. 镍钛弓丝对牙齿施加的力是（　　　　）

    A. 正畸力　　　　　　　　B. 矫形力　　　　　　　C. 肌力

    D. 咬合力　　　　　　　　E. 磁力

3. 扩弓螺旋器开展腭中缝施加的力是（　　　　）

    A. 正畸力　　　　　　　　B. 矫形力　　　　　　　C. 肌力

    D. 咬合力　　　　　　　　E. 磁力

4. 牙在矫治时，可达到牙齿整体移动的矫治器是（　　　　）

    A. 可摘矫治器　　　　　　B. 功能性矫治器　　　　C. 方丝弓矫治器

    D. 贝格细丝弓矫治器　　　E. 以上都不是

5. 适宜的矫治力强度是（　　　　）

    A. 第 1 级　　　　　　　　B. 第 2 级　　　　　　　C. 第 3 级

    D. 第 4 级　　　　　　　　E. 以上均不是

6. 适宜的矫治力作用于牙齿时，正常的临床表现是（　　　　）

    A. 矫治力作用的牙只有酸胀感觉，没有明显的自觉疼痛

    B. 叩诊矫治力作用的牙，无明显反应

    C. 矫治力作用的牙，无明显松动

    D. 牙位或颌位移动效果明显

    E. 以上均正确

四、简答题

适宜的矫治力作用于牙齿的临床表现有哪些？

第六章 矫治器及其制作技术

■■■ 知识要点

1. 熟悉矫治器的类型特点。
2. 掌握常用活动矫治器的组成和制作方法。
3. 熟悉常用功能矫治器的组成和制作方法。
4. 了解常用固定矫治器技术。

一、概 述

错𬌗畸形的矫治不同于其他疾病的治疗，主要运用不同的矫治技术，依靠矫治器来完成。"工欲善其事，必先利其器"，要想对错𬌗畸形达到满意的矫治效果，需要先进的矫治技术，更需要精良的矫治器来支持。通过本章的学习，我们将会熟悉各种矫治技术，掌握常用矫治器的基本制作技能。

（一）矫治器的定义

矫治器是一种治疗错𬌗的装置，或称正畸矫治器。它可产生作用力，或传导口周肌的功能作用力，使畸形的颌骨、错位的牙及牙周支持组织发生变化，以利于牙、颌、面的正常生长发育。

（二）矫治器应具备的基本性能

1. 对口腔软硬组织及颌面部无损害，不与唾液发生化学反应，符合生理要求，不影响牙、颌、面的正常生长发育和功能。
2. 结构应简单、牢固，发挥的弹力好，力的大小和方向易于控制，应具有稳固的支抗，材料应有足够的强度，疗效可靠。
3. 易洗刷，便于清洁，不影响口腔卫生。
4. 体积尽量小巧，戴用舒适，显露部分尽量少，美观影响小。

（三）矫治器的类型

1. 根据矫治器的固位方式分类

（1）活动矫治器　患者可自行摘戴，经医师调整后重新戴入口内。

（2）固定矫治器　患者不能自行摘戴，用黏结剂黏固或结扎丝结扎固定于牙面上，只有医师用器械才能将其取下。

2. 根据矫治力的性质分类

（1）机械性矫治器　此类矫治力来源于各种金属丝变形后的回弹力，或弹性材料拉伸后的回缩力，由人工施加的机械力间接或直接作用于牙颌器官上，以达到调整颌间关系和移动错位牙的目的。

（2）功能性矫治器　此矫治力来源于咀嚼肌或口周肌的功能活动，通过矫治器传递至被矫治的部位，矫正错位的牙颌器官，诱导其向正常方向生长发育。

（3）磁力性矫治器　利用永磁材料异性相吸、同性相斥的力作为矫治力矫正错位牙。

3. 根据矫治器的作用目的分类

（1）矫治性矫治器　通过施加作用力，主动矫治牙、颌、面畸形，作用力可为机械力或口周肌功能力。

（2）预防性矫治器　通过戴用矫治器预防错𬌗的发生，如缺隙保持器或预防性舌弓，以保持牙弓长度，预防牙列拥挤。

（3）保持性矫治器　用于正畸治疗完成后被移动牙的保持，使之固定在新的位置上以减少复发。

（四）可摘矫治器和固定矫治器的优缺点

1. 活动矫治器

（1）优点

1）避免损伤牙体牙周组织，如施力过大疼痛时，患者可自行摘下，矫治力随即消除。

2）可自行摘戴，便于洗刷，能较好地保持矫治器和口腔卫生。

3）不影响美观，如遇有社交、演出等场合的需要，可临时取下。

4）可矫治一般常见的错𬌗畸形。

（2）缺点

1）基牙无倒凹者，固位相对差，支抗不足。

2）控制牙移动方向的能力较差，整体移动难。

3）有异物感，基托妨碍舌的活动，影响发音。

4）因可随意摘掉，疗效依赖于患者的配合。

5）剩余间隙处理难。

2. 固定矫治器

（1）优点

1）固位良好，支抗充足。

2）能实现多种形式的牙移动（整体移动、转矩移动等）。

3）能矫治较复杂的错𬌗畸形。

4）体积小，较舒适，不影响发音。

5）疗程较短，复诊加力间隔时间长。

6）患者不能自行取戴，矫治力作用持续而稳定。

（2）缺点

1）戴用固定矫治器需特别重视口腔卫生，如不特别注意容易引发龋齿、龈炎等。

2）固定矫治技术相对复杂，椅旁操作时间较长。

3）矫治力过大时，患者不能自行取戴，容易引起牙体、牙周组织的损害。

4）矫治器容易显露，对美观有一定的影响。

（五）支抗

1. 支抗的概念　在正畸矫治过程中，任何矫治器作用于牙、牙弓或颌骨产生使其移动的力，必然同时产生一个大小相等、方向相反的力，对抗这种矫治力引起的反作用力的结构称为"支抗"（图6-1）。这些结构可以是牙、牙弓、口唇肌肉或颅面骨骼，常被称为抗基。目前，种植体作为新型支抗已开始应用于正畸临床。

2. 支抗在正畸治疗中的作用　支抗是矫治移动牙、牙弓及颌骨的基础，没有支抗力的作用，就无法产生移动。支抗的抗基部分会受到与矫治

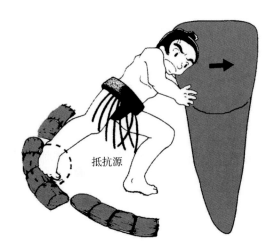

抵抗源

图6-1　支抗

力相反方向的力，即支抗力的作用，通过支抗的抗基，使矫治力得以发挥出来。矫治部分能否按设计要求的方向及程度移动，与支抗部分的设计有密切的关系。在正畸治疗过程中，希望矫治的部分按需要的方向及距离移动，而支抗部分则常要求尽量不移动或仅少量移动，否则将导致矫治的失败。

3. 支抗的种类　支抗通常分为以下三种类型：

（1）颌内支抗　支抗牙与矫治牙在同一牙弓内，利用支抗牙作为支抗而使矫治牙移动（图6-2）。

（2）颌间支抗　以上颌（上牙弓）或下颌（下牙弓）作为支抗来矫治对颌牙，也可以上下颌间的交互支抗来矫正颌位关系（图6-3）。另外，可参考图5-4。

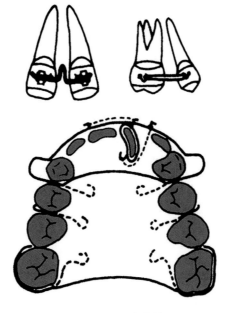

图6-2 颌内支抗

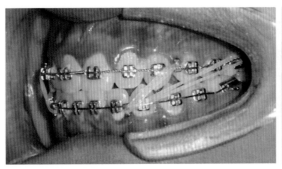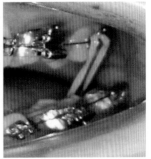

图6-3 颌间支抗

（3）颌外支抗 又称为口外支抗。支抗部位在口外，如以枕部、颈部、头顶部等作为支抗部位，可以作为较大矫治力的支抗来源（图6-4）。

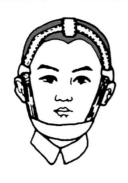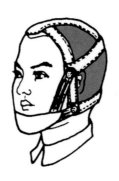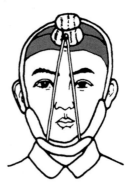

图6-4 颌外支抗

4. 加强支抗的方法

（1）增加支抗牙的数目，可在固定矫治器第二磨牙上黏结带环，将第一、二磨牙一起作为支抗牙；活动矫治器上增加固位装置，如卡环、邻间钩等。

（2）增大可摘矫治器的基托面积，并保持与组织面密贴。

（3）使用支抗磨牙舌侧装置，包括横腭杆、舌弓、Nance弓等（图6-5）。

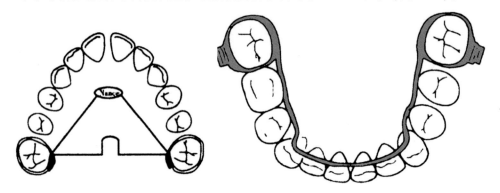

图6-5 横腭杆、舌弓、Nance弓

（4）使用口外弓等颌外支抗（图6-6）。

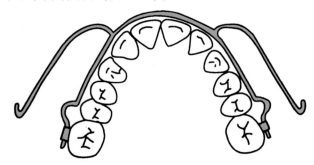

图6-6 口外弓

（5）将支抗牙连成整体增加支抗。

（6）使用种植体支抗（图6-7）。

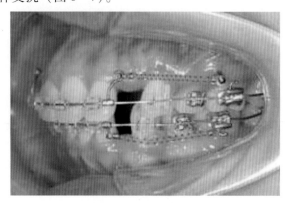

图6-7 种植体支抗

（六）制作活动矫治器常用的器械

1. 尖头钳 用于弯制各种固位卡环、副簧等。弯制钢丝的直径应不超过 0.8mm（图 6 - 8）。

2. 三喙钳 又称三齿钳，用于弯制弓丝或卡环上的弧度。使用钢丝的直径应不超过 1.0mm（图 6 - 9）。

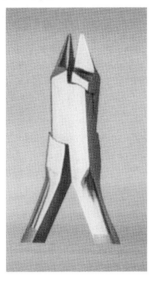 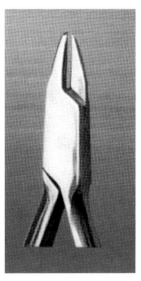

图 6 - 8　尖头钳　　　　　　　　图 6 - 9　三喙钳

3. 平头钳 用于双曲舌簧的曲部夹拢，或连接体末端的弯制等。使用钢丝的直径应不超过 1.0mm（图 6 - 10）。

4. 日月钳 用于弯制单臂卡环或唇弓的双曲部分。弯制钢丝的直径应不超过 0.8mm（图 6 - 11）。

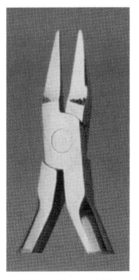 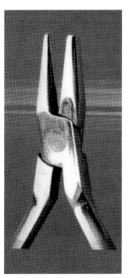

图 6 - 10　平头钳　　　　　　　图 6 - 11　日月钳

5. 小梯型半圆钳　用于弯制圈簧等。弯制钢丝的直径应不超过 0.6mm（图 6 – 12）。

6. 梯形钳　用于唇弓、圈簧的弯制。弯制钢丝的直径应不超过 0.6mm（图 6 – 13）。

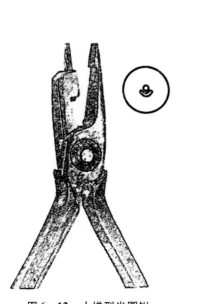

图 6 – 12　小梯型半圆钳

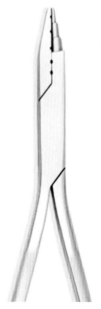

图 6 – 13　梯形钳

7. 粗丝切断钳　用于切断直径在 1.2mm 以下的硬质钢丝，如口外弓、面弓等（图 6 – 14）。

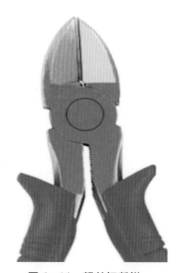

图 6 – 14　粗丝切断钳

8. 其他器械　常用的有雕刻刀、蜡勺、金冠剪、𬔌架、石膏调刀、标记笔、焊枪、排笔、各种磨头、抛光轮、模型修整机等，通常与口腔修复技工的应用基本相同。

二、机械性可摘矫治器

（一）机械性可摘矫治器的基本结构与制作要点

机械性可摘矫治器是一种矫治错𬌗畸形的装置，可由患者或医师自由摘戴，依靠卡环进行固位，可根据需要在矫治器上增加副簧等附件以达到矫治错𬌗畸形的目的。机械性可摘矫治器由功能部分、固位部分和连接部分组成。

1. 功能部分　功能部分是机械性可摘矫治器发挥矫治力的部分，也称加力部分或作用部分。临床常用的功能装置有各类弹簧、唇弓、螺旋器和橡皮弹力圈等。

（1）双曲唇弓

1）功能：用于关闭前牙间隙、缩小前部牙弓，也用于矫治完成后的保持。另外，还可在唇弓上焊接弹簧或牵引钩等附件，以矫治各种错位的牙（图6–15）。

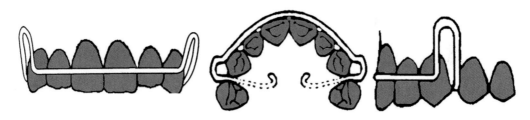

图 6 – 15　双曲唇弓

2）制作要点：

a. 常用直径0.7~0.9mm的不锈钢丝。

b. 唇弓两侧向龈方弯成对称的"U"形，曲的宽度一般为尖牙唇面近远中宽度的1/2~2/3，其顶端距龈缘约4~5mm。U形双曲要求平行、对称，不应弯成锐角。如需要牙向舌侧移动，有时可将双曲向水平方向弯曲，形成横曲唇弓，又称眉式唇弓；如需压低前牙时还可加焊切端钩；如需矫治前牙前突时，U形双曲应稍宽和短些，以免加力调节时，长度过长而压迫龈组织；如需唇向移动前牙时，U形双曲应稍窄和长，以便向前调节使唇弓张开。

c. 唇弓的水平部分一般位于切牙唇面颈1/3与中1/3交界处，弓丝弧度应与前牙弓弧度一致。根据水平部在前牙唇面的位置可分三类：①低位双曲唇弓：位于切1/3，用于矫治前牙唇向倾斜，并可轻微压低前牙；②中位双曲唇弓：位于中1/3，常用于矫治后的保持；③高位双曲唇弓：位于龈缘区，可使前牙近乎整体移动，并可轻微伸长前牙。

d. 一般唇弓在第一前磨牙与尖牙之间，越过𬌗外展隙进入舌侧形成连接体。

e. 为了移动前磨牙，弓丝可加长至第一前磨牙或第二前磨牙的远中，越𬌗至舌侧形成连接体。

（2）双曲舌簧

1）功能：用于矫治舌向或腭向错位的牙。打开弹簧的双曲，可产生唇（颊）向的矫治力。两个对称双曲舌簧的游离端相对并延长而连接，成为联合双曲舌簧，适用于多数乳前牙反𬌗（图6–16）。

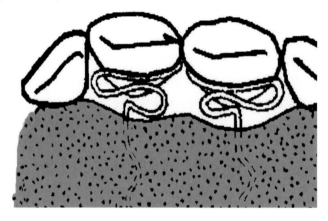

图6–16 双曲舌簧

2）制作要点：

a. 用直径0.5~0.6mm的不锈钢丝。

b. 簧的游离臂应置于被移动牙的舌侧龈缘处，弹簧的双曲平面应与牙长轴垂直，以减小牙移动的倾斜度。

c. 取一段长约5cm的不锈钢丝，用尖头钳先依照颈缘弧度从牙的近中向远中弯制簧的游离端，在远中舌侧边缘处回转形成第一曲，然后按照上述方法弯制第二曲。应注意双曲的转折处一定要圆钝，不能形成锐角，且双曲平行。

d. 双曲弹簧平面形成后，用梯形钳在弹簧平面中央处夹住双曲平面，将钢丝向下弯成直角形成连接体，连接体的末端弯成小圈。

e. 注意连接体的弧度应与黏膜一致，并离开黏膜约0.5mm，其后2/3埋入基托。

（3）双曲纵簧

1）功能：利用双曲的开大或缩小，使牙向近中或远中移动。多用于前磨牙的近、远中向移动，也可用于尖牙或切牙向近、远中移动（图6–17）。

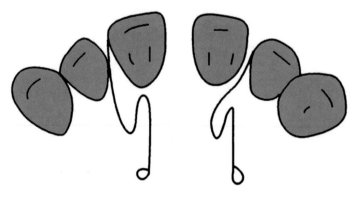

图6–17 双曲纵簧

2）制作要点：

a. 用直径 0.5 ~ 0.6mm 的不锈钢丝。

b. 双曲纵簧位于牙的舌侧，纵簧的游离端置于移动牙的近中或远中邻面的颈部。

c. 先将石膏模型上被移动牙近（远）中邻间隙、近牙颈部石膏刻去 1.0mm，钢丝起自牙近（远）中邻面颈部，在离颈部约 8 ~ 10mm 处向唇向弯曲形成纵形的第一曲；然后在离第一曲约 6 ~ 7mm 回折形成第二曲，并在第二曲末端形成连接体，曲面离开牙龈黏膜 0.5mm。弯制时还可根据需要形成多个曲，后者又称为多曲纵簧。

（4）圈簧　又称环圈簧、眼圈簧、别针簧（图 6 - 18）。由弹簧臂、圈及连接体三部分构成。

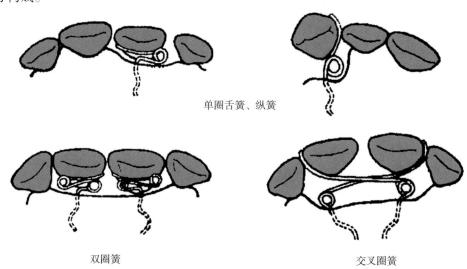

单圈舌簧、纵簧

双圈簧　　　　　　　　　　　交叉圈簧

图 6 - 18　圈簧

1）功能：打开簧圈使弹簧臂产生弹力，可使错位牙向近、远中向或唇、舌向移动；也可将连接体部焊接在唇弓上，作垂直牵引或压低前牙的矫治。

2）制作要点：

a. 用直径 0.5 ~ 0.6mm 的不锈钢丝。

b. 取一段钢丝用尖头钳先形成一小圈，圈的直径 2 ~ 3mm，根据需要也可弯制两个小圈，而后将一游离端根据放置的位置弯制成一定形态的弹簧臂，另一端弯至舌（腭）侧形成连接体，埋入基托内或焊于唇弓上。

（5）爪簧　多用于可摘矫治器，有简单爪簧、单曲爪簧、双曲爪簧（图 6 - 19）。

1）功能：将其焊接在唇弓上，用于唇弓定位或压低前牙。

2）制作要点：

a. 常用直径 0.4 ~ 0.5mm 的不锈钢丝。

b. 取一段钢丝，用尖头钳将其一端先弯成小钩，钩住前牙切缘，再按需要位置将弓丝弯制单曲或双曲，并将另一端弯成小钩，钩在或焊接在唇弓上。

（6）U 形簧　形状如英文字母 U 而得名，可用于固定矫治器，也用于可摘矫治器，

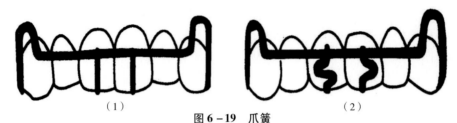

图 6 – 19 爪簧

（1）简单爪簧　（2）曲爪簧

附在基托组织面或焊接在唇弓上（图 6 – 20）。

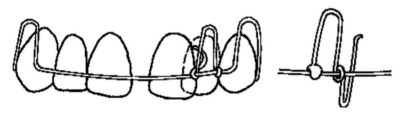

图 6 – 20 U 形簧

1）功能：可推牙向近中或远中移动。如推牙向远中移动，则整个簧应位于移动牙的近中；如推牙向近中移动，则簧的位置应放在移动牙的远中。

2）制作要点：

a. 常用直径 0.5 ~ 0.6mm 的不锈钢丝。

b. 将钢丝的游离端置于牙唇、颊侧近中或远中轴面角处，顺着近中或远中面弯至舌侧牙槽黏膜上，并在距被移动牙的舌侧龈缘约 10mm 处弯 U 形曲，U 形曲两钢丝之间的距离约 3 ~ 5mm，距离邻牙的舌侧牙龈约 3mm 处弯成圆形小圈，小圈约离开组织面 0.5mm，以便固定在基托内。

c. 弯制完成后用蜡固定，应用化学固化型树脂（自凝塑料）涂塑，或者弯制形成曲后，一端焊于唇弓，另一端即加力臂。

（7）分裂簧　又称扩弓簧（图 6 – 21）。

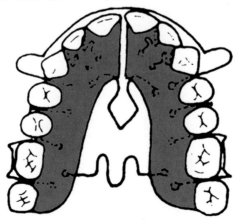

图 6 – 21 分裂簧

1）功能：通过簧曲的打开，扩大上牙弓或推磨牙向后；也可用于扩大下牙弓；置于牙弓局部时则对局部进行扩大。

2）制作要点

a. 上颌用 0.9 ~ 1.0mm 的不锈钢丝，下颌用 0.8mm 的不锈钢丝弯制。

b. 可弯成单菱形、双菱形或 W 形等，其大小根据所安放的位置和作用而不同。弯曲处应圆钝，两侧要对称。

c. 弯制时，可先用日月钳或梯形钳形成菱形的尖端；然后根据大小于钢丝两端对称处用铅笔做记号，分别将钢丝两端弯向内，形成菱形；再于两侧钢丝交叉处各向外弯曲，形成菱形开口；钢丝的末端再向外弯成波浪形，形成小连接体。将连接体 2/3 伸入两侧基托内，以增加固位。

d. 分裂簧各部分应离开黏膜 1.0mm 左右，以免加力时压迫黏膜；同时，分裂簧应充分暴露于基托外，离开基托 3 ~ 4mm，便于调节加力。分裂簧的开口位置，根据作用不同可有多种情况。用分裂簧扩大牙弓，一般每 1 ~ 2 周调节加力 1 次，每次使裂缝加宽 1.0 ~ 1.5mm，3 ~ 4 个月可达到扩大牙弓的目的。

（8）螺旋扩弓器　又称螺丝器，与分裂簧作用相似（图 6 - 22）。

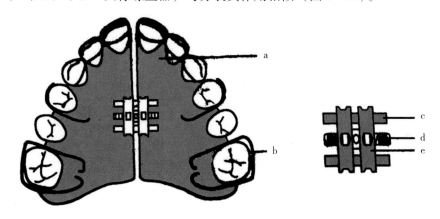

图 6 - 22　螺旋扩弓器

a. 分裂基托　b. 箭头卡环　c. 连接杆　d. 导栓　e. 导栓架

常用成品螺旋器，把螺旋器放在牙弓中央，可使全牙弓扩大；偏于一侧时，可使该侧牙弓扩大；置于某一局部，可使局部牙弓扩大，如推磨牙向后移动。螺旋器两侧为分裂基托，放置的位置同分裂簧。加力时，由医师完成或教会患者自己加力。慢速扩弓每周加力 1 ~ 2 次，快速扩弓每天加力 2 次，每次旋转 1/4 圈。

2. 固位部分　固位部分是位于支抗基牙上防止矫治器脱位的装置，是活动矫治器的重要组成部分。主要的部件有：

（1）单臂卡环　一种临床常用的形状如 C 型的卡环（图 6 - 23）。

1）功能：用于磨牙、前磨牙，有时也用于前牙。其卡环臂位于牙颊（唇）面颈缘处，卡臂尖端伸入邻间隙的倒凹区内约 0.5mm，起固位作用。

2）制作要点：

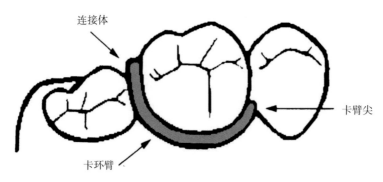

图 6 - 23　单臂卡环

a. 用直径 0.8 ~ 1.0mm 的不锈钢丝。

b. 弯制时，最好先用雕刻刀在石膏模型上沿颈缘线刻去 0.5mm。

c. 取一段约 5cm 长的不锈钢丝将末端磨圆钝，用尖头钳先将钢丝末端弯入邻间隙内 0.5mm，再形成与基牙颊面外形高点下、倒凹区密贴的卡臂，然后沿𬌗外展隙转至舌侧，形成连接体埋入基托。

（2）邻间钩　也称钩状卡环，是固位力较强的装置之一（图 6 - 24）。

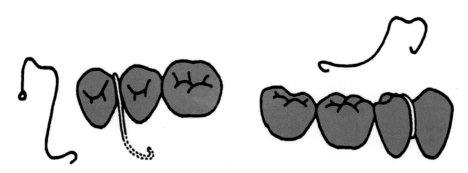

图 6 - 24　邻间钩

1）功能：用于邻接关系良好的后牙及前牙上。利用卡环的钩状末端，在两牙的邻间隙处钩住邻接点。由于其弹性小，故能发挥较强的固位作用。

2）制作要点：

a. 常用直径 0.7 ~ 0.9mm 的不锈钢丝。

b. 先在石膏模型颊（唇）侧两牙的邻接点下方龈乳头处用雕刻刀刻去 0.5 ~ 1.0mm。

c. 取一段钢丝，将钢丝尖端磨圆钝后，用梯形钳或尖头钳将钢丝尖端弯曲成小于 90°角、长约 0.6 ~ 0.8mm 的弯钩，也可在钢丝尖端加焊一小球状焊金或将钢丝尖端弯成小圈形或小三角形，然后将钩状端卡入邻间隙内接触点的龈方，再沿颊外展隙折向𬌗外展隙至舌腭侧形成连接体埋入基托内。

（3）箭头卡环　由美国医师 Adams 于 1957 年设计，又称亚当斯（Adams）卡环（图 6 - 25）。

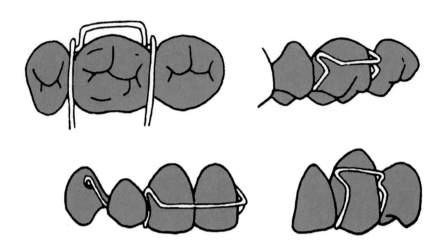

图 6 - 25 箭头卡环

1）功能：多用于磨牙，有时也可设计在前磨牙、尖牙及切牙上。利用卡环的箭头部分，卡抱在基牙颊侧近远中倒凹区起固位作用。牙冠高大、倒凹明显者，固位好；牙冠短小、倒凹较小者，可将两箭头伸进邻间隙内，位于接触点下方及相邻两牙近远中轴角区，达到固位的目的。箭头卡的两箭头间的桥部可焊接圆管、拉钩等附件，以便插入唇弓、唇挡或挂橡皮牵引圈等。

2）制作要点：

a. 常用直径 0.7～0.9mm 的不锈钢丝弯制。乳牙、前牙用细丝，后牙用粗丝。

b. 用雕刻刀刻去石膏模型上基牙颊侧近远中邻间隙龈乳头顶处的石膏，深约 0.5mm。

c. 取一根约 8cm 长的不锈钢丝，按基牙颊面略小于近、远中宽度，用铅笔在钢丝上做记号，然后用梯形钳沿记号，将钢丝两端弯向同一方向，使之形成两个略小于 90°角的卡环桥部。

d. 在距两内角顶 2～3mm 处，用尖头钳将钢丝向反方向弯曲 180°角，形成两箭头，再用钳喙夹住箭头平面使箭头与基牙长轴成 45°角，与卡环桥部亦成 45°角的弯曲，使箭头平面紧贴邻间隙的牙面上。

e. 应注意使卡环桥部稍离开基牙的颊面，最后将两游离端沿接触点颊侧，越过殆外展隙至舌腭侧，离开模型 0.5mm 形成连接体埋入基托内。

（4）连续卡环　主要用于后牙，包括两个或两个以上基牙的卡环，又称长臂卡环（图 6 - 26）。主要作用是增加固位，防止后牙颊向倾斜。其外形与单臂卡环相似，常用直径 0.8mm 的不锈钢丝弯制。

临床常用的有两种形式：①末端游离式连续卡环：常包括两个磨牙，卡环臂端是游离的，类似单臂卡环，可将其游离末端弯成拉钩，用于牵引；或将末端与前牙区双曲唇弓焊接成一体，以增强固位。②闭合式连续卡环：可包括 2～4 个后牙，无游离端，其长臂的近远中均弯成连接体埋于基托内，也可在其卡环体处弯曲成牵引圈或焊接拉钩用

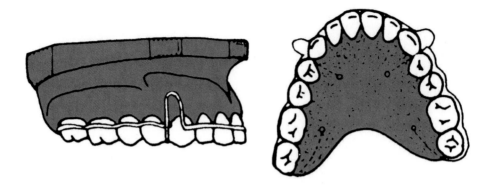

图 6 - 26　连续卡环

于牵引。这两种形式的连续卡环可与邻间钩并用以增强固位。

3. 连接部分　活动矫治器依靠连接装置，将各个部分连接成整体，以便发挥矫治力的作用。常用的连接装置有基托、腭杆、舌杆、唇（舌）弓等。

（1）**基托**　由自凝或热凝塑料制成，外形与活动义齿相似，厚约 2 ~ 2.5mm。基托厚薄应均匀，表面要光滑，组织面与黏膜密贴、无压痛。

（2）**唇弓、舌腭杆**　为使矫治器小巧，可用舌腭杆代替部分基托，唇弓代替部分环托。注意舌腭杆应离开黏膜 0.5 ~ 1.0mm。在唇（舌）弓上焊接各种副簧，此时唇弓发挥了矫治器连接部分的作用。

4. 其他装置　包括𬌗垫、拉钩、舌挡丝等。

（1）**𬌗垫**　按𬌗面形态可分为解剖式𬌗垫和平面式𬌗垫（图 6 - 27）。

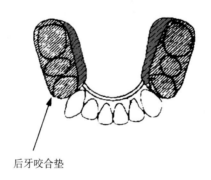

后牙咬合垫

图 6 - 27　𬌗垫

1）功能：常用于一侧或两侧后牙上，可增加颌间高度，以解除前牙或后牙的锁结关系，从而有利于反𬌗、锁𬌗的矫治。解剖式𬌗垫有利于咀嚼，而平面式𬌗垫则有利于颌间调整。

2）制作要点：

a. 应用化学固化型树脂或加热固化型树脂。

b. 首先作蜡𬌗记录，其高度以上下前牙分开 0.5 ~ 1.0mm 间隙为准。对假性下颌前突的患者，应在下颌后退至前牙呈对刃关系时记录𬌗关系；对下颌不能后退的患者，则应记录正中𬌗关系。

　　c. 根据蜡𬌗记录，对准上下颌模型的咬合关系后，将其固定在𬌗架上。

　　d. 去除蜡𬌗记录，修整模型，涂分离剂。

　　e. 用调和好的化学固化型树脂先涂塑基托部分。制作解剖式𬌗垫𬌗面部分，有两种方法：①直接法：待塑料进入面团期，将其轻压在后牙𬌗面上，再用蜡刀或棉签蘸牙托水，将塑料压匀并与基托部分相连，关闭𬌗架，在塑料尚软时用蜡刀切除多余的部分，雕刻好外形及基托边缘。②间接法：用弹性印模材料或橡皮泥，制取需放置𬌗垫的牙列𬌗面形态的印模，用化学固化型树脂填入印模内，在塑料尚有可塑性时取出，放回𬌗架的石膏牙列上，校正𬌗垫的高度，并将制得的解剖式𬌗面与基托涂塑成一整体。制作平面式𬌗垫时，只需将𬌗垫的𬌗面制成与𬌗曲线一致的光滑平面即可。临床常做成单颌的平面式𬌗垫，既节省操作时间，又便于颌间牵引。

　　f. 待塑料充分固化后打磨、抛光、试戴。

　　（2）拉钩

　　1）功能：用于牵引，可焊接在双曲唇弓上或卡环上，也可固定在基托内（图6 - 28）。

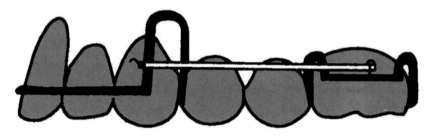

图 6 - 28　拉钩

　　2）制作要点：

　　a. 常用直径0. 5 ~ 0. 7mm 的不锈钢丝。

　　b. 在制作基托拉钩时，取一段钢丝，先弯成连接体部分，然后用化学固化型树脂固定在石膏上，待基托涂塑成型后，将暴露于基托外的钢丝用梯形钳按需要的方向弯成拉钩。

　　c. 制作焊接拉钩时，首先在需焊接拉钩的双曲唇弓（卡环）的相应部位用砂石磨一粗糙面，涂焊媒后，用焊枪预热，取一段钢丝，熔适量白焊金，将其钢丝的一端和唇弓（卡环）焊接，焊好后用日月钳将焊接的钢丝按需要方向弯成所需的拉钩，剪去过长的钢丝，尖端磨圆钝。

　　（3）舌挡丝

　　1）功能：用于纠正舌不良习惯的矫治器，阻挡吐舌及咬下唇的不良习惯（图6 - 29）。

2）制作要点：

a. 用直径 1.0～1.2mm 的不锈钢丝弯制。

b. 将不锈钢丝按上前牙舌面及牙龈的形态弯成弧形，并离开前牙舌面 5～7mm，当其咬合时不能影响到对颌牙。

c. 临床常用 4～6 条挡丝，间距为 5mm 左右，长度应达对颌牙的龈缘处，以防止舌从挡丝下伸出。

d. 弯制时应先弯制连接体部分，再用日月钳弯成弧形，长达对颌牙龈缘，剪

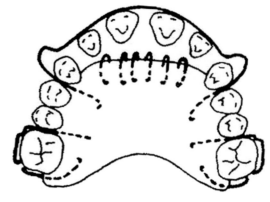

图 6-29　舌挡丝

去过长的部分后尖端磨钝。将弯好的舌挡丝，先用化学固化型树脂固定在石膏模型上对应的位置上，再完成基托的涂塑。

（4）唇挡丝

1）功能：一般用于矫治咬下唇不良习惯，常焊于双曲唇弓上（图 6-30）。

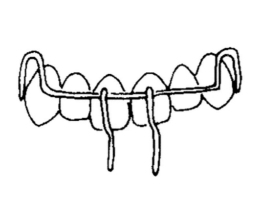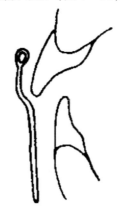

图 6-30　唇挡丝

2）制作要点：

a. 常用直径 0.8～1.0mm 的不锈钢丝。

b. 一般弯制 2～4 条向下垂的唇挡丝，焊接在上颌的双曲唇弓上，将下唇支撑开。唇挡丝的位置应不妨碍下颌前伸。

c. 焊接方法与焊接拉钩的方法基本相同。

（5）切端钩

切端钩可直接焊接在双曲唇弓上，用以防止唇弓加力时向颈缘滑脱。也可在切端钩上增加横曲，加力时，收缩横曲即可压低前牙。常用直径 0.5mm 的弹性不锈钢丝弯制，其制作方法与焊接拉钩和爪簧的方法基本相同。

（二）临床常用的可摘矫治器

1. 殆垫式矫治器

（1）上颌双侧后牙殆垫双曲舌簧可摘矫治器

1）适应证：常用于矫治前牙反殆、下颌前突等畸形。

2）设计制作：固位装置常用邻间钩、箭头卡环或单臂卡环。双侧后牙殆面上设置殆垫，殆垫可为平面式稍具解剖形态，使其既具有咀嚼功能，又不妨碍上下牙弓的自行调整，高度以解除前牙锁结为宜。在反殆的上前牙舌侧，放置双曲舌簧，用塑料基托将各部分连接成为一整体（图6-31）。

假性下颌前突造成的反殆，锁结解除后，下颌可自行后退，反殆自动解除。

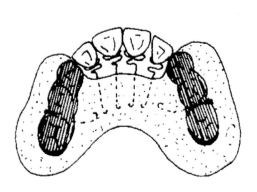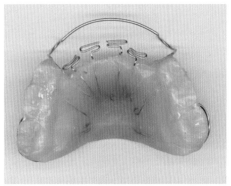

图6-31 双侧后牙殆垫双曲舌簧矫治器

（2）单侧后牙殆垫双曲舌簧矫治器

1）适应证：主要用于单侧后牙反殆或锁殆。

2）设计制作：在健侧后牙设置殆垫，患侧无殆垫。殆垫高度以解除患侧后牙锁结为宜，患牙舌侧放置双曲舌簧（图6-32）。

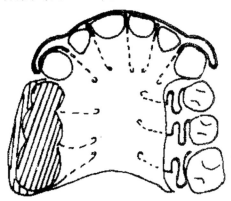

图6-32 单侧后牙殆垫双曲舌簧矫治器

2. 带翼扩弓矫治器 由眉式唇弓、箭头卡环、前后扩弓簧、基托和翼板组成。翼板的作用是能同时扩大上下颌牙弓（图6-33）。

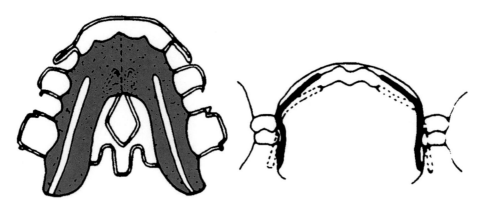

图6-33 带翼扩弓矫治器

（1）适应证

1）上颌及下颌牙弓的宽度均有狭窄，后牙殆关系为中性殆关系，临床牙冠高度足够者。

2）前牙轻度拥挤或上前牙排列整齐伴唇向，同时有下前牙轻度拥挤者。

3）年龄较小的患者。

（2）设计制作

1）确定上下颌工作模型的咬合关系，转移殆关系上殆架。

2）在上颌腭中缝相当于前磨牙和磨牙处各制作一个扩弓簧，前者设计成单菱形，后者可设计为倒"W"形、单菱形或双菱形。若前后均为单菱形者，其底部应相对。扩弓簧应离开组织面2~3mm，以免加力后扩弓簧压迫硬腭黏膜。

3）固位部分在双侧上颌前磨牙及第一磨牙制作邻间钩、单臂卡环或箭头卡环，左右上颌侧切牙及尖牙制作眉式唇弓（适用上前牙唇向位并排列整齐者）或双曲眉式唇弓（适用于前牙轻度拥挤者）。

4）伴有前牙反殆者，后牙附加殆垫，解除前牙锁结。

5）在上颌腭侧设计基托及两侧后牙腭侧设计翼板，翼板垂直向下延伸至下颌口底，其前缘至下颌尖牙舌侧面远中，后缘止于第二磨牙舌面远中轴面角处。

6）按照设计制作好支架后，可用自凝树脂涂塑完成基托，亦可制作蜡型，经装盒、充胶等过程，用加热固化型树脂完成制作。

3. 导弓式矫治器 导弓式矫治器是一种机械-功能混合式可摘矫治器，一方面利用舌簧的机械力作用于上前牙，另一方面借助于肌张力通过导弓引导下颌后退，同时内收下前牙（图6-34）。

（1）适应证 常用于矫治乳牙期或替牙期的前牙反殆。

（2）设计制作

1）确定下颌后退位并上殆架。上颌后牙放置卡环固位，前牙区放置双曲舌簧，殆面设计为平面殆垫，双曲唇弓向下颌延伸于下前牙中1/3形成诱导弓。导弓选用1.0mm不锈钢丝弯制（乳牙用0.9mm不锈钢丝弯制）。

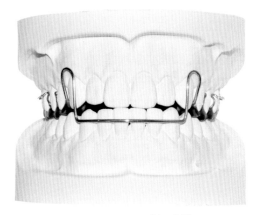

图 6 - 34　导弓式矫治器

2）利用上颌舌簧解除前牙反𬌗，借助诱导弓引导下颌向后，使下颌进行生理性调位。

4. 舌习惯矫治器　舌习惯矫治器通常是在一般活动矫治器上添加辅件，如腭刺、腭网等，阻止舌前伸而破除吮指、咬唇等不良习惯，同时矫治因不良舌习惯所致的错𬌗（图 6 - 35）。

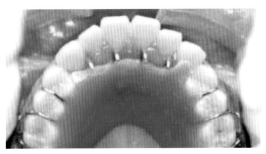

图 6 - 35　舌习惯矫治器

（1）适应证　不良舌习惯及其所致错𬌗畸形等。

（2）结构与制作

1）单纯的舌习惯矫治器包括固位卡环、基托和腭刺三部分，若同时需矫正错𬌗畸形时，根据错位牙的情况设计相应的功能装置。

2）腭刺用直径 0.7~1.0mm 的不锈钢丝弯制，放置 4~6 根，一般安放在前牙舌侧基托前缘，排列成与上颌牙弓弧形一致，距离龈缘 5~7mm，长度应达到上下颌牙咬合时下前牙的舌侧龈缘处，并离开龈组织 2~3mm，且末端圆钝。

3）在上颌活动矫治器上设置腭珠或栅栏，纠正吐舌和伸舌习惯。腭珠是设置在基托后部腭顶的可转动的小轮子，直径约 5mm 左右，套腭珠的腭杆应较粗，以免腭杆变形并使磨牙移位；栅栏要采用直径 0.9~1.0mm 的钢丝弯制。腭珠是诱导患者用舌转动腭珠进行舌功能训练；栅栏是限制舌前伸，抑制舌对牙齿施加压力。大多数病例通过该矫治器治疗均收效良好。

三、功能性可摘矫治器

功能性可摘矫治器是一种依靠口周肌和咀嚼肌功能活动而发挥作用的矫治器，其本身并不产生任何矫治力，在口内的固位一般也不严格。矫治器通过改变口面肌功能，促进𬌗发育和颅面生长，从而矫治形成中的错𬌗畸形。

大多数功能性矫治器需具备以下特点：①利用肌力影响牙和骨骼；②上下牙列打开咬合使其分离；③下颌向前（或向后）移位；④吞咽时上下唇紧密闭合；⑤选择性改变牙的萌出道。

（一）功能性可摘矫治器的适应证及分类

1. 适应证

（1）功能性错𬌗。

（2）矫正生长期儿童早期骨性错𬌗。

（3）某些不良习惯。

（4）矫治后的功能保持。

2. 分类　功能性矫治器经过近百年的发展，其设计不断变化，种类繁多，但大致可分为以下三类：

（1）简单功能性矫治器　此类矫治器直接将肌力传递至牙，如上颌平面导板、斜面导板、下颌联冠式斜面导板、口腔前庭盾、唇挡等。

（2）肌激动器（Activator）类矫治器　这一类功能性矫治器主要通过改变下颌的位置，兴奋附着于下颌的咀嚼肌，由此产生的力传递至牙、颌骨，起到功能性颌骨矫形作用，又称为颌骨功能矫形器。

（3）功能调节器　又称 Frankel 矫治器。此类矫治器虽然也改变下颌的位置，但其主要功能部位在牙弓之外的口腔前庭，矫治器通过颊盾和唇挡改变口周肌的动力平衡，从而影响牙弓、颌骨的发育。

另外，大部分功能性矫治器为可摘式的，Herbst 矫治器（图 6 - 36）是目前唯一的固定式功能矫治器。

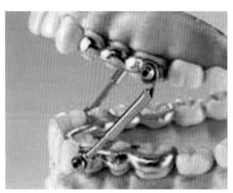

图 6 - 36　Herbst 矫治器

（二）临床常用的几种功能性活动矫治器

1. 上颌平面导板和斜面导板矫治器

（1）作用原理　抑制下前牙垂直萌出；促进上下后牙垂直萌出；斜面导板引导下颌向前，有刺激下颌骨矢状向生长的作用。

（2）适应证

1）平面导板适应于低角型深覆𬌗。

2）斜面导板适用于由不良习惯等所致的远中错𬌗或下颌发育不足所致的远中错𬌗。

3）常作为固定矫治器的辅助装置。

（3）结构和制作要点　由固位体、平（斜）面导板及基托组成（图6–37、图6–38）。

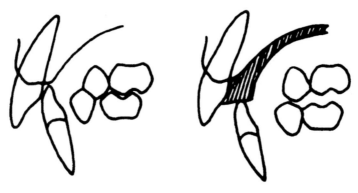

图6–37　平面导板

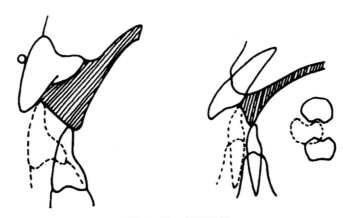

图6–38　斜面导板

1）固位体：卡环应有良好的固位且不妨碍后牙的萌出。常用的固位装置有邻间钩、单臂卡环或后牙连续卡环等。

2）基托：基托远中游离边缘应伸展到上颌最后一个磨牙的腭侧，以防止因颌间距离升高、颊肌收缩力增大导致后牙舌侧移动。

3）平面（斜面）导板：导板的制作方法：①上前牙腭侧基托的前缘加厚，形成一半月形与殆平面平行的平面板，称为平面导板；如形成一与殆平面约成45°角的斜面板，则称为斜面导板。②导板的厚度要求方面，下前牙均匀咬在导板上，后牙分开2~3mm，导板的左右径应达到两侧尖牙的远中，导板的前后径约为7~8mm，太宽会影响舌的活动，太窄会使下前牙滑向导板的舌侧，丧失疗效。③若需要内收上前牙，则舌侧基托贴近牙面的部分应缓冲。④如有个别下颌切牙过高，应进行适当磨改，使更多的下前牙咬于平面（斜面）导板，避免干扰下颌的前伸和侧方运动。⑤随着下前牙被压低，逐次加高平面（斜面）导板，以保证上下后牙殆面间分开2~3mm的间隙。

2. 下前牙塑料联冠斜面导板

（1）作用原理　利用下前牙塑料斜面导板解除反殆前牙的锁结并诱导反殆牙的前移；解除咀嚼肌张力过大所致的下颌的逆时针旋转生长，反覆殆深时所致的后牙萌出不足；刺激后牙槽的生长及牙的萌出。

（2）适应证　主要用于矫治前牙反殆，即乳牙期前牙反殆或个别早期萌出的恒切牙反殆者，尤其适合反覆殆较深反覆盖不大的前牙反殆。

（3）制作方法　制作时应在下颌后退的位置上进行，可用自凝树脂在石膏模型上完成。塑料要求包裹下前牙的唇舌面，注意的是应避免压迫牙龈。斜面应与上前牙的舌侧接触，斜面与上前牙长轴交角应小于45°角，否则上前牙容易被压低（图6-39）。

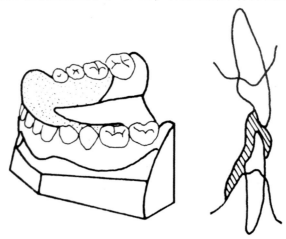

图6-39　下前牙塑料联冠斜面导板

3. 唇挡

（1）作用原理　唇挡推开唇、颊肌，以解除唇肌、颊肌的异常压力。可使收缩过度的唇肌、颊肌恢复正常张力或使不足的唇肌张力增大；也能使上下牙弓获得内外肌力平衡而正常生长发育（图6-40）。

（2）适应证

1）纠正咬下唇习惯。

2）推磨牙向远中移动。

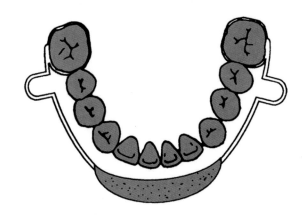

图 6 – 40　唇挡

3）加强磨牙支抗。Ⅱ类颌间牵引时，需要将下颌磨牙作为支抗牙，以避免产生其近中移动的负面作用。

（3）唇挡的类型　唇挡有三种类型：①用钢丝弯制唇挡并套上塑料管：弯制唇挡钢丝的直径不得小于 1.2mm，唇挡应较适合于牙弓的形状，制作方便；②预成式唇挡：因个体口腔前庭差异较大，临床应用常受限制；③技工室制作唇挡：此类唇挡的制作比较方便，适合于大多数牙弓。

各类唇挡在应用时，可以将唇挡插入第一磨牙带环的颊侧管内，或插入可摘矫治器上的颊侧管内。假如恒磨牙未完全萌出，也可以将唇挡插入黏结在第二乳磨牙上的颊侧管内。

（4）制作方法　制作唇挡较简单的方法是直接用直径不小于 1.2mm 的不锈钢丝，弯制适合牙弓的形状后，套上塑料管即可。下面介绍的是较常用的技工室制作唇挡的方法。

1）取一段直径 1.2mm、长约 20cm 的不锈钢丝，在同一平面上严格按图所示弯制。

2）用日月钳给钢丝支架加曲度，从中间开始，向两侧进行，形成与牙弓相适应的弧形。

3）在唇挡相应部位的模型上铺蜡，用化学固化型树脂涂塑唇垫，制成宽 15mm、长 10mm、下边缘圆钝加厚的唇垫。

4. 牙齿正位器

（1）作用原理　利用弹性塑料或软橡胶的弹性对错位牙进行调位。正位器在关闭间隙、调整前牙倾斜度的同时，可建立正常的覆盖关系。生长发育高峰期的安氏Ⅱ类病例，正位器可协调上下牙弓颌骨的相互关系，刺激髁突改建。

（2）适应证

1）主要用于排齐牙列使其成为理想的牙弓形态。

2）关闭牙弓存在的散在间隙。

3）固定矫治器矫治后的保持，特别是贝格（Begg）矫治器矫治之后牙位及牙弓形态的精细调整和保持。

4）调整根转矩和切牙轴倾度。

5）用于殆平面及前牙覆殆和覆盖的调整。

（3）正位器的结构

1）弹性材料体：正位器几乎全部由弹性材料体构成，它覆盖上下牙弓全部牙的唇、颊、舌面后，在殆面相连，形成一个整体（图6-41）。并在殆间间隔部分设计有直径2mm的通气孔3~5个，以利呼吸。

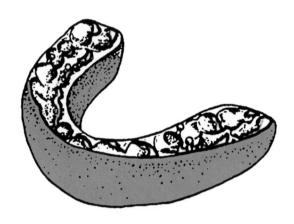

图6-41　牙齿正位器

2）辅助部件：①球形末端邻间钩：置于第一前磨牙与第一磨牙邻间隙内，协助固位并有引导矫治器戴入的作用；②牙窝辅助推丝：需要扭转、倾斜移动牙时，在有关牙窝的颊舌向或近远中向埋入直径0.7mm的不锈钢丝弯制的辅助推丝，形成较硬的接触而增强对牙的作用；③口外牵引附件：如需要口外弓，可在第一磨牙殆间隙处，包埋焊有颊面管的U形钢丝。

（4）正位器的制作

1）按全口义齿制作时的要求，制取印模，灌制模型。

2）取正中关系蜡殆记录，将工作模型固定在殆架上。转移蜡殆关系上殆架。

3）完成工作模型的制作：

a. 排牙：锯下需要移动的石膏牙，根据殆关系重新排列，以获得理想的正中殆关系并使侧方、前伸运动都无殆干扰。一般下颌尖牙不做移动。

b. 修整：用蜡恢复模型上齿槽区缺损，使之与口腔实际情况一致。

c. 根据需要弯制钢丝辅助部件，如球形末端邻间钩、牙窝辅助推丝等。

4）复制完成工作模型和咬合打开路径：

a. 在殆架上，使排牙后的上下牙弓分开，如无特殊目的，磨牙区分开2.5~3.0mm。

b. 用蜡记录殆架上咬合打开时的殆关系。

c. 用取印模的方法复制完成工作模型。

d. 复制完成好的工作模型应根据殆间蜡记录上殆架。

e. 将辅助部件在复制牙模上固定。

5）正位器的完成：用真空热压塑造机在复制完成的工作模型上，用弹性塑料或橡胶分别压制正位器的上、下牙列部分。再用条状热塑材料按咬合打开的高度加厚上、下 治面，修整平滑后再次压塑，使矫治器成为一体。

5. 肌激动器（Activator） 是由 Andresen 于 1908 年设计，故又称 Andresen 矫治器。

（1）作用原理 肌激动器的矫正力来源于咀嚼肌、口周肌，其在口内的松散固位也主要依靠咀嚼肌和大气压力。肌激动器通过改变下颌位置，打破咀嚼肌群原有的平衡，使翼外肌和升下颌肌群（嚼肌、颞肌、翼内肌）的活动增强，同时使降下颌肌群（颏舌骨肌、颌舌骨肌、二腹肌前腹）松弛。由于下颌肌群被牵拉而反射性地拉下颌向后，这一向后的力通过唇弓和诱导面传至整个上牙弓和上颌（因矫治器是连为一体的），使其向前发育受到抑制。此时下颌虽然也受到向后的拉力，由于其位置被固定，因此矫治器对下牙则施以向前的推力，刺激下颌骨矢状向和垂直向生长。

（2）适应证 肌激动器尤其适用于矫治早期安氏Ⅱ类1分类错𬌗，也可用于矫治早期安氏Ⅲ类错𬌗、安氏Ⅱ类2分类错𬌗和开𬌗。

（3）基本结构和制作 该矫治器结构简单，主要是由一整块塑料基托和诱导丝（唇弓）组成，没有固位装置，也没有加力装置（图6-42）。

1）印模和模型：与一般机械性可摘矫治器制作要求相同。

2）咬合重建：是矫治器制作过程中最重要的步骤，目的是记录下颌改变后的位置，以便使完成后的矫治器戴入口中时，下颌处于新的位置，同时能产生新的矫治力。咬合重建的具体方法应根据不同错𬌗情况确定：

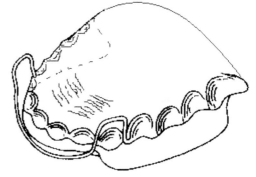

图6-42 肌激动器

a. 安氏Ⅱ类1分类错𬌗：应在下颌前移时重建咬合。①矢状向：下颌前移的量应使Ⅱ类磨牙关系改变为Ⅰ类磨牙关系，若需前移量较多，可分次前移，即每次前移3~4mm，否则患者不易忍受。②垂直向：咬合打开一般以磨牙区分开约4mm为宜。一般而言，下颌前移量与垂直打开量之和为8~10mm。

b. 安氏Ⅲ类错𬌗：应在下颌后退时重建咬合。①矢状向：下颌应尽可能后退至前牙切对切关系。②垂直向：咬合打开一般以上下前牙间分开1~2mm为宜。

3）诱导丝（唇弓）的要求及弯制：应用直径0.9~1.0mm的不锈钢丝弯制。上颌唇弓U型曲于侧切牙和尖牙唇外展隙处以90°弯曲，从尖牙和第一乳磨牙间越𬌗进入舌侧，唇弓的水平部位置可因治疗需要而改变，但弓丝不能影响上下颌牙的𬌗向萌出。

下颌诱导丝主要用于矫治安氏Ⅲ类错𬌗，位于下前牙舌面。因矫治器是在下颌后退位置上制成的，故当戴入矫治器后，下颌仍有前伸回复原有近中𬌗位的趋势。但此种前伸下颌使肌肉收缩产生的力，必然被下颌诱导丝及基托所限制并将此力传递到上颌，使上颌前牙唇侧移动。

弯制时应在𬌗架上进行，以便取得正确的上下颌间关系。诱导丝弯好后，用蜡固定于石膏模型上。

4）基托的要求和制作：

a. 在模型上用铅笔画出基托的范围，包括上下颌及全部牙的𬌗面部分。上下颌基托又可分为牙与牙槽黏膜两部分，均在舌侧而不进入颊侧。上颌后缘成马蹄形，上颌牙槽黏膜部分高度为8~12mm，仅覆盖牙槽黏膜而露出腭顶；下颌牙槽黏膜部分为5~12mm，向后至磨牙区可增到10~15mm。下颌基托厚度应在2.5mm，以免折断。

b. 按标示的范围分别用塑料涂塑形成上下颌基托。

c. 上、下𬌗间部分用自凝树脂从颊、舌侧将上下颌基托连成一整体。

5）诱导面的形式和作用：根据临床错𬌗的类型，严格按设计要求制作后牙的诱导面及前牙区的塑料基托，以利上下前牙及后牙向希望的方向移动（图6-43）。

6）矫治器的完成：塑料硬化后，取下打磨抛光，完成矫治器的制作。其与牙有接触的部分，按照诱导面的要求，在椅旁调整。

6. 头帽口外弓肌激动器 是在肌激动器上附加口外牵引装置，其兼有功能性矫治器和机械性矫治器的共同作用。肌激动器是替牙期治疗安氏Ⅱ类1分类错𬌗的一种有效的方法，但临床发现并非所有Ⅱ类病例都适用此种方法。

（1）作用原理 对于替牙期治疗安氏Ⅱ类1分类错𬌗，肌激动器虽可明显地促进下颌向前生长，但对上颌向前发育的抑制作用较弱；口外唇弓对上颌向前发育则有较强的抑制作用。肌激动器与头帽口外弓组合应用，对于安氏Ⅱ类病例的矫治有很好的互补作用。

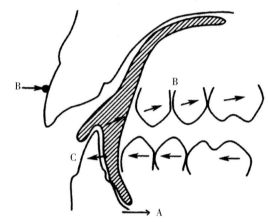

图6-43 肌激动器矫治原理
A. 下颌下肌群收缩力   B. 抑制上牙弓向前发育的力
C. 对下牙弓施以向前的推力

（2）适应证

1）替牙期安氏Ⅱ类1分类错𬌗。

2）较严重的骨性安氏Ⅱ类错𬌗，前移下颌抑制上颌，改善安氏Ⅱ类骨骼关系。

3）较严重的骨性安氏Ⅱ类错𬌗，高角病例，可达到有效垂直控制。

4）不适用于下颌平面角较低、颏点位置前移的病例。

（3）结构与制作 头帽口外弓肌激动器分为肌激动器部分和头帽口外弓两部分（图6-44）。

1）肌激动器部分：以Andresen肌激动器为基础加以改进。①基托：上颌基托与所

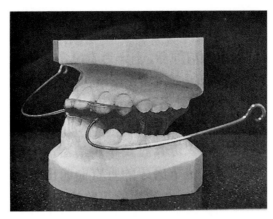

图 6 – 44　头帽口外弓肌激动器

有牙的𬌗面和切缘贴合。在切牙和尖牙处，基托向唇侧延伸盖过牙冠 2mm；为减小矫治器的体积，腭部塑料基托可用直径 1.2mm 不锈钢丝弯制的腭杆代替。下颌基托类似于全口义齿，应尽可能向口底伸展，因支抗主要来源于下颌舌侧骨皮质。下颌牙的舌侧和𬌗面均应与基托贴合，𬌗面基托延伸至颊尖（前牙盖过唇面）并向龈向伸展 2 ~ 3mm。②上前牙控根簧（如上前牙需要舌向控根可加用）：用直径 0.5 ~ 0.6mm 不锈钢丝弯制而成，簧高 6 ~ 8mm，可对上切牙进行根舌向、冠唇向控根。控根簧必须与高位口外唇弓合用，否则会加重前牙伸长。③口外弓管：置于前磨牙区，垂直方向上距上颌牙约 1mm。

　　2）头帽口外弓部分：口外唇弓是联合矫治的重要部分，常用直径 1.5mm 的不锈钢丝制作或选用成品口外弓。口外弓可插入肌激动器上的口外弓管内或直接埋入肌激动器两侧尖牙与侧切牙之间的塑料基托中，口外部分与高位牵引头帽相连接。口外力的大小应视牙列情况而定，混合牙列期每侧 200 ~ 300g，恒牙列期每侧 400 ~ 500g。

　　7. 功能调节器　功能调节器是德国 R. Frankel 在 20 世纪 60 年代设计的一种功能调节器，故又称 Frankel 矫治器，简称 FR。临床应用中，由于这种矫治器疗效显著，得到广泛推广。

　　（1）功能调节器的作用原理　功能调节器以口腔前庭为作用区。①水平向：利用颊屏、唇挡消除口周肌力对牙、牙槽及颌骨生长的限制，通过颊屏、唇挡边缘对前庭沟深部骨膜的牵张，促使骨质向外增生，牙齿向外萌出，牙弓随之扩大，有利于矫治牙列拥挤、牙弓狭窄和基骨发育不良。②垂直向：通过使用𬌗支托阻止牙萌出而让对颌牙得以萌出并向近中移动，有利于改善颌间关系，平整施佩曲线。③矢状向：通过唇挡排除唇的压力，并以下颌舌托或舌弓丝刺激下颌本体感受器来维持下颌前移，有利于建立安氏 I 类磨牙关系和安氏 I 类颌骨关系，由于下颌基托不与牙接触，避免了下切牙唇向倾斜的可能。④建立正常唇封闭：功能调节器戴于口内后，患者有意识地保持上下唇闭合，使功能不足的上唇恢复正常肌张力，有利于建立正常的唇封闭。

　　（2）类型及适应证　Frankel 设计的功能调节器有四种类型，其中以改良的 FR - II 型和 FR - III 型最常用（表 6 - 1）。

表 6 – 1　功能调节器的类型及适应证

类型	适应证
FR - Ⅰ	矫治安氏Ⅰ类和安氏Ⅱ类 1 分类错殆
FR - Ⅱ	矫治安氏Ⅱ类 2 分类和 1 分类错殆
FR - Ⅲ	矫治安氏Ⅲ类错殆
FR - Ⅳ	矫治开殆双颌前突

（3）功能调节器的结构和制作　功能调节器包括塑料和金属丝两部分。下面以 FR –Ⅰ型为例作典型介绍，FR –Ⅱ型、FR –Ⅲ型仅介绍其不同点。

1）FR –Ⅰ型：该型调节器由两部分组成：①塑料部分：包括颊屏、两个唇挡和下颌舌托；②金属丝：上颌前庭金属丝、唇弓、尖牙诱导丝、腭弓，下颌有唇挡连接丝、舌簧、舌托连接丝及加固丝（图 6 – 45、图 6 – 46）。

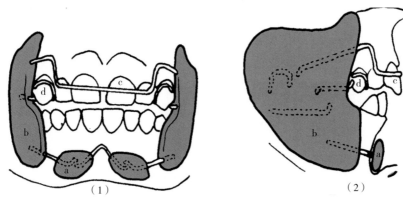

图 6 – 45　功能调节器Ⅰ型

（1）正面观　（2）侧面观

a. 下唇挡　b. 颊屏　c. 上唇弓　d. 尖牙曲

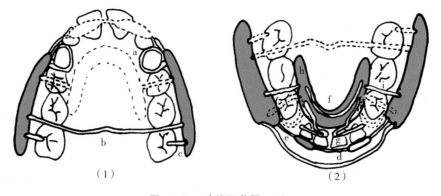

图 6 – 46　功能调节器Ⅰ型

（1）上颌殆面观　（2）下颌殆面观

a. 尖牙曲　b. 腭弓　c. 殆支托　d. 上唇弓　e. 唇挡连接丝

f. 下舌托　g. 舌簧　h. 舌托加固丝　i. 舌托连接丝（虚线为对颌部件）

FR-Ⅰ型的制作要点如下：

a. 分牙：因为支抗作用的需要，腭弓越𬌗丝及前腭弓越𬌗丝需跨越上颌第一恒磨牙和第二乳磨牙之间及上颌第一乳磨牙和乳尖牙之间的邻接部位，故此两个相接触的牙需分开，或稍稍片切第二乳磨牙的远中面及上颌第一乳磨牙和乳尖牙的邻面，以分别容纳腭弓及前腭弓即可。通过此间隙进入颊屏，使矫治器既稳固，又不影响咬合。片切时应注意不要损伤第一恒磨牙的近中面。

b. 取印模：功能调节器的制作，制取准确的印模特别重要。所以，要求模型能精确复现口腔情况，印模除能准确清晰地反映上颌结节及整个牙槽突至黏膜皱襞的全部前庭区外，由于颊屏的上下缘要稍稍向上、向下及向外超过前庭沟底，故印模的边缘伸展应恰到好处，托盘不能过高或过宽而使软组织移位。临床常采用个别托盘制取印模并作肌功能修整，使肌肉和系带的附着部都反映出来。印模达到要求后应立即灌制石膏模型。

c. 建立咬合：安氏Ⅱ类1分类病例，下颌前伸一次不超过2.5~3.0mm，否则容易失去支抗造成上切牙明显舌倾。垂直打开的距离，一般以2mm为度，在前磨牙区可为3mm，只需钢丝能通过间隙即可。有时也可采用上下切牙的对刃𬌗关系。总之，建立咬合时不能引起面部肌肉紧张，并应注意上下颌中线位置一致。

d. 转移𬌗记录上𬌗架。

e. 修整工作模型：修整石膏模型是制作中最重要的步骤，模型修整是为了获得颊屏及唇挡最适当的伸展范围，而颊屏及唇挡是该矫治器的主要部分。①上颌：颊屏区只在上颌模型上作修整。为了产生组织张力，使根尖区基骨相应地生长发育，颊屏必需伸展到前庭沟底区。若修整不足，则颊屏过短，软组织将充塞到屏内而丧失其应有的作用；若颊屏过长，则刺激黏膜，使软组织产生溃疡。为此，在上颌结节区和牙槽基底黏膜转折处，必须修整加深2~3mm，并注意颊肌和颊系带附着情况及上颌结节的外形。②下颌：修整下颌唇挡区时，唇挡下缘距龈缘约12mm，才能保证唇挡伸展适度。检查模型有无足以通过腭弓和尖牙曲卡的间隙，一般应在上颌模型的上颌乳尖牙的远中和第一乳磨牙的近中刻槽以容纳上颌尖牙曲卡；在上颌第二乳磨牙的远中刻槽以容纳腭弓的越𬌗丝，刻去石膏约1mm，形成容纳此结构的间隙沟。

f. 颊屏缓冲区铺隔离蜡：为了有效扩大牙弓和牙槽骨，颊屏必须离开牙的颊面和牙槽骨。先在工作模型上用铅笔画出颊屏和唇挡的范围，然后在此范围内覆盖红蜡片，蜡的厚度可根据扩展牙弓的量来决定。因为颊屏处蜡的厚度代表屏与组织之间的间隙，所以需要扩展牙弓越多，铺蜡层就越厚。一般情况下，上颌后牙区厚度不超过4mm，上颌牙槽突区不超过3mm，其厚度应参考后牙的倾斜度和齿槽突的形状。尤其是安格尔Ⅱ类1分类的上颌第一乳磨牙区的宽度常常发育不足，应特别加厚一些。通常下颌颊屏处很少铺蜡，如需加蜡的话，下颌周边只需0.5mm。唇挡处蜡层的厚度应根据该处的倒凹程度来决定，避免取戴时损伤该处龈组织。

g. 弯制钢丝部件：按设计要求，选用各种不同直径的不锈钢丝弯制唇弓、腭弓、前腭弓、尖牙诱导丝、𬌗支托、下颌唇挡连接丝、舌簧、舌托连接丝及加固丝等。用作支持和连接的钢丝应较粗，用作移动牙的钢丝应较细，但均应避免金属丝与软组织接触，以防止金属丝刺激擦伤软组织。钢丝弯制时角度要求圆钝，与黏膜表面外形弧度一致且离开黏膜 1.5~2.0mm。

上颌唇弓：用直径 0.9mm 不锈钢丝弯制而成。唇弓位于切牙唇面的中部，并与切牙接触，在侧切牙和尖牙之间以直角弯向龈方，形成理想规则的弧形曲，曲顶约在尖牙牙根的中部，唇弓丝离开龈组织约 2mm，以利于尖牙的萌出，末端则包埋于两侧颊屏内。如需内收上前牙，曲可适当加宽。

腭弓：用直径 1.0mm 的不锈钢丝按腭顶的外形弯制而成。为了便于侧向扩弓时的调节，可在腭弓的中央部分略向后方形成一小"U"形曲。腭弓的两端在第一恒磨牙的近中越过𬌗面进入颊屏，然后约呈 90°向上弯曲，并向远中作一"V"形曲，再返回第一恒磨牙，在颊沟处形成𬌗支托。两侧𬌗支托应与𬌗平面保持平行，以免影响磨牙向外侧扩展。如第一恒磨牙尚未萌出，腭弓应从第二乳磨牙近中通过，𬌗支托可放在第二乳磨牙颊沟区。腭弓离开腭组织 1.5mm，以防矫治器下沉压迫腭组织。

下颌唇挡连接丝：用直径 0.9mm 的不锈钢丝弯制而成。连接丝将左右两侧的唇挡和颊屏连成一体，中间一段弯成倒"V"形以与下唇系带相适应；钢丝位置在龈下至少 7mm，离开龈组织面约 1mm，以便固定于唇挡内而不致擦伤龈黏膜；连接丝进入两侧颊屏之后应保持直线，以便治疗中调整唇挡的前后位置。

上颌尖牙曲：用直径 0.9mm 的不锈钢丝弯制而成。从颊屏的前上缘伸出，在第一前磨牙（或第一乳磨牙）与尖牙间越𬌗，环抱尖牙舌面，并离开尖牙舌面 1~2mm，在尖牙与侧切牙间再次越过𬌗面到达唇面，形成尖牙卡环。

舌托连接丝：用直径 0.9mm 的不锈钢丝将舌托与颊屏相连。此钢丝从舌托的后上缘引出，在下颌第一、二前磨牙（或第一、二乳磨牙）之间越𬌗，注意越𬌗丝与上下牙均无接触，进入颊屏。钢丝在颊屏内应保持直线，并与𬌗面平行，以便治疗中修改矫治器。

舌托加固丝：用直径 0.8mm 的不锈钢丝埋在舌托内，用于增加舌托的强度，以防舌托在中线处开裂。加固丝位于龈缘下 3~4mm，离开组织面 1~2mm。

下颌舌簧：用直径 0.8mm 的不锈钢丝弯制而成，位于下切牙舌隆突上，可防止下切牙垂直伸长。如下颌切牙内倾需要矫治则舌簧与下切牙紧密接触。

h. 矫治器的完成：用蜡将弯制好的钢丝部件准确地固定在工作模型上，钢丝与缓冲蜡层之间留 0.5~1.0mm 的距离。然后用化学固化型树脂按要求的范围涂塑颊屏、唇挡和舌托。树脂的厚度不超过 2.5mm，边缘应圆钝光滑。为操作方便，应先做下颌舌托，再做唇挡，最后分别形成两侧颊屏。在形成颊屏前，应先将上下颌蜡层相连以防塑料进入𬌗间。颊屏、唇挡的边缘应保持合理的边缘形态。涂塑完成后，从模型上取下打磨抛光。

2）FR-Ⅱ型：适用于矫治安氏Ⅱ类 2 分类和 1 分类错𬌗。FR-Ⅱ型与 FR-Ⅰ型不同之处：①尖牙曲有所改变；②增加了一个前腭弓（图 6-47）。

a. 尖牙曲（尖牙诱导丝）：用直径 0.8mm 的不锈钢丝弯制而成，其外形和弯制方

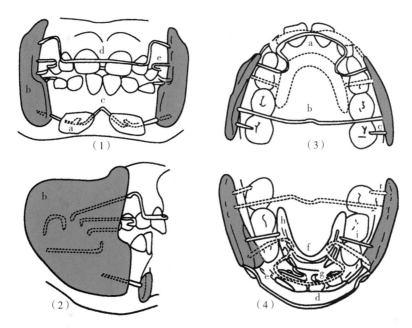

图 6-47　功能调节器 Ⅱ 型

（1）正面观　（2）侧面观：a. 下唇挡　b. 颊屏　c. 唇挡连接丝　d. 上唇弓　e. 尖牙诱导丝

（3）上颌𬌗面观　（4）下颌𬌗面观：a. 前腭弓　b. 腭弓　c. 支托　d. 上唇弓　e. 唇挡连接丝

　　f. 下舌托　g. 舌簧　h. 舌托加固丝　i. 舌托连接丝（虚线为对颌部件或弓丝埋入基托部分）

法与 FR-Ⅰ 型尖牙曲相似，从颊屏的前上缘伸出，但伸出后直接在尖牙唇面弯成单曲，离开尖牙 2~3mm。

　　b. 前腭弓：用直径 0.9mm 的不锈钢丝弯制而成。由两侧颊屏伸出，跨过上颌尖牙与第一乳磨牙之间至腭侧，弯制成"U"形曲，再向前作成弧形，置于中、侧切牙舌隆突上。前腭弓除支持作用外，还可防止上前牙舌向倾斜移位。

　　3）FR-Ⅲ 型：用于安氏 Ⅲ 类错𬌗的矫治，适用于乳牙期、替牙期及恒牙早期。FR-Ⅲ 型的主要目的是刺激上颌向前继续生长并限制下颌过度发育。

　　FR-Ⅲ 型与 FR-Ⅱ 型的结构相近，差别主要在于 FR-Ⅲ 型功能调节器的唇挡设计在上颌，唇弓设计在下颌，下颌无舌托，上颌无尖牙诱导丝。制作时的不同点是 FR-Ⅲ 型应在后退位咬蜡𬌗关系上𬌗架制作（图 6-48、图 6-49）。

　　4）FR-Ⅲ 改良型：FR-Ⅲ 型矫治器对安氏 Ⅲ 类错𬌗的矫治疗效可靠，为了更好地提高矫治效率，最大限度地发挥口周肌肉在矫治安氏 Ⅲ 类错𬌗中的作用，对 FR-Ⅲ 型进行了改良。此改良型能和固定矫治器联合应用，疗效快，制作方便，戴用舒适且不易损坏。

　　FR-Ⅲ 改良型矫治器的结构在 FR-Ⅲ 型矫治器的基础上，有以下三个方面的变化：①FR-Ⅲ 改良型在上颌不设计腭弓和上前牙舌弓丝，使舌更有利于对上颌牙弓的扩展起到促进作用；②在 FR-Ⅲ 型的下部增加一个半圆形的舌屏且上部的颊屏不伸到下颌颊侧；③为了使 FR-Ⅲ 改良型更加坚固而轻便，其𬌗垫用金属𬌗面取代塑料𬌗面连接颊屏和舌屏（图 6-50）。

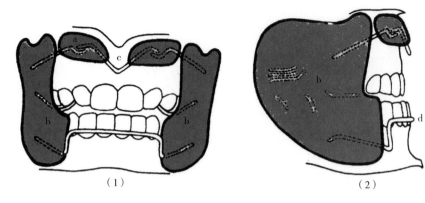

图 6 - 48　功能调节器Ⅲ型

（1）正面观　（2）侧面观

a. 上唇挡　b. 颊屏　c. 唇挡连接丝　d. 下唇弓

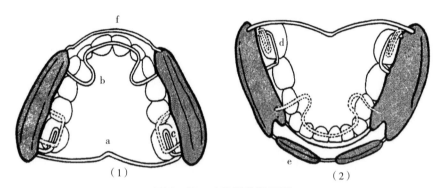

图 6 - 49　功能调节器Ⅲ型

（1）上颌𬌗面观　（2）下颌𬌗面观

a. 腭弓　b. 前腭弓　c. 上𬌗支托　d. 下𬌗支托　e. 唇挡　f. 下唇弓（虚线为对颌部件）

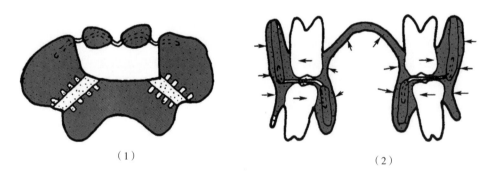

图 6 - 50　改良Ⅲ型功能调节器

（1）前面观　（2）剖面观

8. 双𬌗垫矫治器（Twin-block）　双𬌗垫矫治器是由苏格兰医生 Clark 于 1982 年首先在临床上应用的一种可摘式的功能矫治器，由上、下颌两个带𬌗垫的机械性可摘矫治器所组成。

（1）作用原理 通过上、下殆垫接触面间的殆垫斜面，引导下颌的功能性前移，使牙列的殆力重新分配，消除不利于生长发育的因素，改善肌肉环境，促进牙颌面结构的协调，建立一个新的位置及结构平衡，快速矫治错殆。

（2）适应证

1）用于替牙期、恒牙初期安氏Ⅱ类错殆病例，尤其是对安氏Ⅱ类1分类拥挤不明显，覆盖较大者疗效显著；如用于安氏Ⅱ类2分类病例，上前牙腭侧基托内加双曲舌簧。

2）用于安氏Ⅲ类错殆，矫治器殆垫斜面与治疗安氏Ⅱ类错殆的殆垫斜面方向相反。

（3）结构和制作 该矫治器由上、下颌两个机械性殆垫矫治器及两殆垫间的引导斜面组成（图6-51、图6-52）。

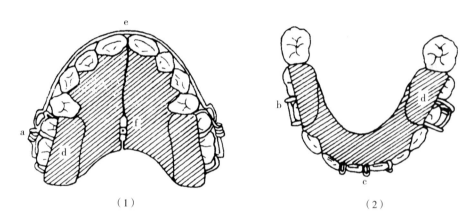

（1）　　　　　　　　　　　　　　　（2）

图6-51 双殆垫矫治器殆面观

（1）上颌 （2）下颌

a. 改良箭头卡 b. 三角形卡 c. 球形末端邻间钩 d. 殆板 e. 唇弓 f. 上颌螺旋扩大器

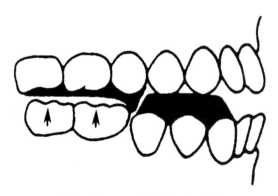

图6-52 双殆垫矫治器侧面观

1）上颌部分：包括上颌殆垫、螺旋扩大器、卡环和唇弓等。①在基托的中线相当于上颌前磨牙之间中缝处安置螺旋扩弓器，扩大上颌牙弓宽度，以免下颌的前移后牙形成对𬌗。②第一前磨牙和第一恒磨牙上弯制箭头卡环。③需内收上前牙时弯制唇弓。④𬌗垫是从上颌两侧第二前磨牙近中开始向远中延伸到最后一个已萌磨牙,制作𬌗面板。其近中形成与𬌗面呈45°～70°角的斜面,𬌗垫与基托相连。必要时可磨低上颌𬌗垫,以利下磨牙的萌出伸长,解除前牙深覆𬌗。

2)下颌部分:由𬌗垫和卡环组成。①下颌第一前磨牙弯制箭头卡环;②下侧切牙与中切牙间弯制邻间钩;③𬌗垫覆盖在前磨牙的𬌗面上,从第二磨牙的远中面开始斜向近中增高的𬌗垫,此斜面与上颌𬌗垫相吻合。

3)咬合重建:取下颌前伸位时的蜡𬌗记录。①若覆盖小于10mm,下颌可一次前伸至前牙对刃关系。如下颌需前伸10mm以上,应分2～3次前移下颌,以达至切牙呈对刃𬌗的位置关系。②磨牙区远中上下分开1～2mm,前磨牙区离开5～6mm,尖牙区离开3～5mm,切牙区离开2mm。③如有下颌偏斜者,取𬌗记录时,应尽量恢复正确的中线关系。

4)制作:转移𬌗记录上𬌗架,弯制并固定卡环、唇弓、邻间钩或螺旋扩大器,按设计的范围涂塑,并形成45°～70°的𬌗垫斜面,硬固后拆下打磨抛光。

四、固定矫治器

固定矫治器是正畸矫治器中的一个主要类型。这类矫治器是通过黏着或结扎而固定在牙上的,具有固位良好、支抗充分、适于施加各种矫治力并有利于多个牙多方向移动等特点,因而近年来在口腔正畸临床上广泛应用。

固定矫治器种类很多,目前临床最常使用的是方丝弓矫治器和直丝弓矫治器。各种固定矫治器大多由带环(颊管)、托槽、弓丝及附件等四部分组成。带环由不锈钢片制成,密贴地黏着于牙上,带环上可焊接颊面管、托槽、拉钩等附件,这些附件通过带环而固定在牙面上。20世纪70年代以来,随着黏结技术的发展,一部分附件已直接黏固在牙面上。

固定矫治器的施力部分主要是矫治弓丝,矫治弓丝有不锈钢丝、合金丝等。弓丝通过结扎固定于托槽槽沟内,利用弓丝的弹力,使被矫治牙受力而移动。由于固定矫治器具有较好的稳定作用,临床也较多利用橡皮弹力圈进行颌间牵引和颌外牵引进行施力矫治。

(一)方丝弓矫治器

方丝弓矫治器是1928年由安格尔(Angle)提出的矫正技术。这种矫治器托槽的槽沟为长方形,通过方形弓丝的边缘与托槽槽沟间的作用而施力。方形矫治弓丝是其矫治器的一个重要特点,故称之为方丝弓矫治器。自从安格尔提出方丝弓矫治器以来,在遵循方丝弓矫治器基本原理的前提下,方丝弓矫治器的组成材料、附件形式、矫治步骤等方面均有所发展和变化,从而使方丝弓矫治器的效能达到了新的水平。该矫治器已成为许多国家在正畸临床广泛应用的固定矫治器之一。

1. 方丝弓矫治器的主要组成部分　方丝弓矫治器主要由带环、托槽、矫治弓丝、颊管及其他附件组成。

（1）带环 最初时，方丝弓矫治器要求在几乎所有萌出完全的牙上粘着带环，带环上焊接矫正附件，矫正弓丝则被结扎在附件上发挥移动牙的作用，曾称之为多带环矫治器。现在，随着黏结材料的不断发展，托槽等矫正附件可以直接粘贴于牙面上，但在需要放置末端管的磨牙上仍需粘着带环。带环主要由不锈钢片或合金金属片制成，目前临床使用最多的是预成带环。市场销售的预成带环种类型号较多，临床可按牙冠的实际大小进行挑选（图6-53）。若牙大小特殊而选不到合适的带环，可以取模后在技工室制作。

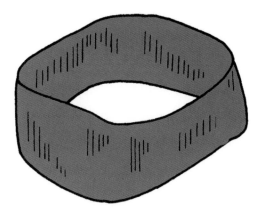

图6-53 预成带环

（2）托槽 托槽是方丝弓矫治器的重要组成部分。其基本结构有容纳矫正弓丝的水平槽沟和两端的结扎丝沟。托槽按其制作材料的不同可分为金属托槽、塑料托槽、陶瓷托槽等；按其形态可分为单翼托槽和双翼托槽等（图6-54）。由于双翼托槽对弓丝有较大的接触面积，而且容易矫正扭转牙，目前已被广泛使用。这类托槽具有金属网格或金属横槽的背板，用黏合剂将托槽直接黏结在牙面上发挥作用，也可焊接在带环上，通过带环粘着于牙上。此外，还有能避免托槽外露的舌侧矫治托槽（图6-55）以及为达到降低摩擦力、轻力矫治目的而制作的不需结扎的自锁托槽（图6-56）。

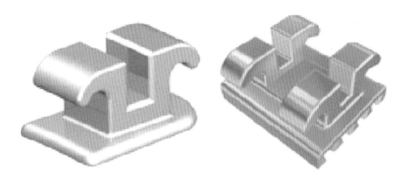

图6-54 方丝弓托槽

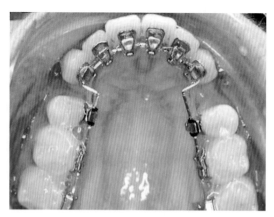

图 6 – 55 舌侧托槽

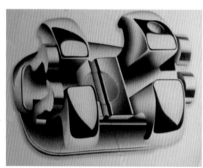 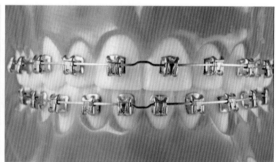

图 6 – 56 自锁托槽

托槽应粘贴于牙面的正确位置上，包括托槽的高度、近远中位置以及轴倾度，拔牙与不拔牙矫治的病例所粘贴的位置有所不同。托槽位置的高度是指牙尖或切缘至托槽沟的𬌗向底面间的距离（图 6 – 57）。

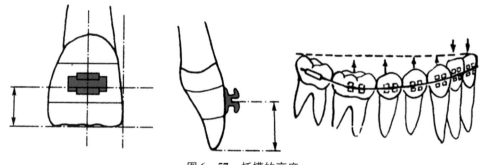

图 6 – 57 托槽的高度

托槽常用的高度如下：

$$\frac{6541 \mid 1456}{7654 \mid 4567} \qquad 4.5\text{mm}$$

$$2 \mid 2 \qquad 4.0\text{mm}$$

$\dfrac{3\ \vert\ 3}{3\ \vert\ 3}$		5.0mm
$\overline{21\ \vert\ 12}$		4.0mm

托槽的中心尽量与牙冠的唇、颊面中心一致，托槽的位置也需有一定的轴倾度，常用的托槽轴倾度见表6-2。

表6-2　一般常用的托槽轴倾度

牙位	不拔牙病例	拔牙病例	牙位	不拔牙病例	拔牙病例
$\underline{1\ \vert\ 1}$	2°	2°	$\overline{1\ \vert\ 1}$	0°	0°
$\underline{2\ \vert\ 2}$	4°	4°	$\overline{2\ \vert\ 2}$	0°	0°
$\underline{3\ \vert\ 3}$	0°	6°	$\overline{3\ \vert\ 3}$	0°	6°
$\underline{4\ \vert\ 4}$	0°	—	$\overline{4\ \vert\ 4}$	4°	—
$\underline{5\ \vert\ 5}$	0°	0°	$\overline{5\ \vert\ 5}$	4°	4°
$\underline{6\ \vert\ 6}$	0°	0°	$\overline{6\ \vert\ 6}$	6°	6°
$\underline{7\ \vert\ 7}$	0°	0°	$\overline{7\ \vert\ 7}$	6°	6°

3）颊管：一般焊接在带环颊面，使矫正弓丝插入并起固定作用。若受力不大，也可采用直接黏结在磨牙上的颊管。颊管上常附有拉钩，以作牵引和结扎用。颊管可以是单方管，也可以是一方一圆的双管。方管便于方弓丝插入，圆形颊面管用于口外弓插入（图6-58）。

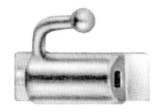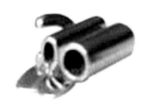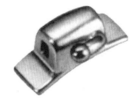

图6-58　圆形和方形颊面管

（4）矫正弓丝　一般由不锈钢丝、钛镍合金丝、含铜镍钛丝（有更好的弹性）和含钼镍钛丝（具有可以弯曲的功能）等制成。在方丝弓矫治器的矫治过程中，常用的有方形和圆形两种弓丝。在排齐整平的第一阶段常用圆丝，而且逐渐变粗，逐渐变硬；第二、三阶段多使用方丝，使用方丝的规格，常取决于使用托槽的槽沟规格及矫治的内容等。

（5）其他附件　牵引钩、舌扣、各种弹簧等。

2. 方丝弓矫治器的主要特点和基本原理

（1）主要特点

1）能有效地控制矫治牙各个方向的移动：正畸牙的移动，是矫治弓丝通过托槽及末端管作用于正畸牙的结果。由于所有牙上均粘有托槽，方丝弓嵌入槽沟后基本与之吻合，所以方丝弓矫治器能够使牙作近远中向、唇（颊）舌向、殆龈向整体移动及控根移动等各个方向的移动。牙作水平近远中向移动时，槽沟沿弓丝滑动；在前牙作唇舌向移动时，弓丝沿颊管滑动；当牙作殆向或龈向移动时，弓丝对槽沟壁施以使牙升高或压低的力；在作控根移动时，以上前牙舌向移动为例，当弓丝前部作适当的牙根舌向转矩后再嵌入槽沟施以转矩力，使牙根舌向移动，牙冠唇向移动，而当此时两种力同时施于牙上，并在两个力的大小间作不同的调节时，即可使该牙作整体移动，或只有牙根的移动，或只有牙冠移动的控根移动。应该指出的是，控根移动只是相对而言并不是绝对的。但方丝弓矫治器能够有效地控制矫治牙各个方向的移动，这也是方丝弓矫治器成为高效能矫治器的优势所在。

2）具有较大的支抗力：由于每个牙上都有托槽，当弓丝嵌入槽沟后经结扎固定，使整个牙弓连成一整体，具有较大的支抗力，这样可减少抗基牙的移位。在上下牙弓分别成一整体的情况下进行颌间牵引，有利于牙弓及颌骨关系的矫治。

（2）基本原理

1）被弯曲矫治弓丝的形变复位：矫治弓丝应具有良好的弹性，当弓丝被弯制成各种形态及各种弹簧加力单位，将其结扎在矫治牙上产生形变时，弓丝有回复到原来位置的作用。因此，也就对矫治牙产生矫治力，使牙产生所需要的移动。

2）保持性弓丝作为固定和引导：保持性弓丝与牙弓形态一致，本身不具有形变能力，但此类弓丝借助于外力，如橡皮弹力牵引圈或螺旋弹簧，可使矫治牙移动或矫正颌间关系。

3. 矫正弓丝弯制的基本要求 方丝弓矫治器的矫正弓丝，有三个常规序列弯曲。这三个序列弯曲，是按矫治牙作不同方向移动的需要而设计的。在弯制弓丝之前，使用弓丝成形器，将弓丝先形成具有一定牙弓形态的弧度，并确定弓丝的中点，然后调整弓丝弧度使之与预成弓丝形态图的弧度完全一致（图6-59）。

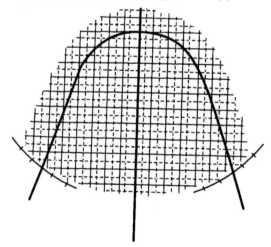

图6-59 预成弓丝形态图

（1）*第一序列弯曲*　即在矫治弓丝上作水平方向的弯曲。主要有两种基本类型的弯曲：一是内收弯；二是外展弯。

上颌弓丝的第一序列弯曲包括：①两侧中切牙与侧切牙间的内收弯；②两侧侧切牙与尖牙间及第二前磨牙与第一恒磨牙间的外展弯；③为防止抗基磨牙近中舌向扭转，在弓丝末端插入颊管的部分要向舌侧弯曲（图 6-60）。

下颌弓丝的第一序列弯曲包括：①两侧侧切牙与尖牙间，第一前磨牙近中面后移0.5mm 处及第二前磨牙与第一恒磨牙邻接部位后 1mm 处作外展弯；②无内收弯；③弓丝末端也作向舌侧的弯曲（图 6-61）。弯制下颌弓丝时，应注意其前部的基本弧度应与预成弓丝形态图上之前部弧度离开 1mm，以适应上下前牙间存在的正常覆盖关系。只有这样，完成第一序列弯曲后的上下弓丝才能完全协调一致。

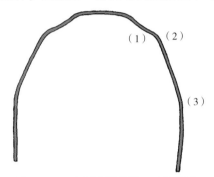

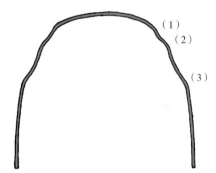

图 6-60　上颌弓丝的第一序列弯曲

（1）侧切牙区的内收弯　（2）尖牙区的外展弯

（3）第二前磨牙与第一恒磨牙间的外展弯

图 6-61　下颌弓丝的第一序列弯曲

（1）侧切牙与尖牙间的外展弯　（2）第一前磨牙近中的外展弯

（3）第二前磨牙与第一恒磨牙间的外展弯

第一序列弯曲完成后的上下颌弓丝，代表的是正常牙弓形态的自然弧度，矫治弓丝可以利用其弹力对轻度唇、舌、颊向错位及扭转的牙进行矫治。对较严重错位牙的矫治，则需在其弓丝的基础上另外添加各种矫治弹簧曲后才能完成。所有第一序列的弯曲均为水平方向的弯曲，弯制后的弓丝应完全保持水平，不应出现任何其他方向的扭曲。

（2）*第二序列弯曲*　第二序列弯曲是矫治弓丝在垂直方向的弯曲。其作用是使牙升高或降低，亦可使牙前倾或后倾。第二序列弯曲有后倾弯、末端后倾弯、前倾弯及前牙轴倾弯。

后倾弯及末端后倾弯可以使后牙升高、前牙压低，同时有防止支抗牙前倾的作用力，一般用于前牙深覆𬌗以及要移动前部牙向后的一些病例，此弯常放置于第一、二前磨牙和第一恒磨牙的部位。前倾弯的应用与后倾弯相反，可有压低后牙、升高前牙的作用，一般常用在前牙开𬌗的病例。

上颌弓丝还包括切牙区轴倾弯。轴倾弯只在上中切牙和侧切牙部位弯制，使矫治过程中切牙保持正常𬌗时的轴倾度，维持切牙的美观。

第一、二序列弯曲，在方丝弓矫治器的应用中，可用圆形弓丝弯制，也可用方形弓丝弯制。

（3）*第三序列弯曲*　第三序列弯曲只能在方形弓丝上完成。即在方形弓丝上做转矩，产生转矩力。使用矫治力作控根移动，包括根舌向转矩和根唇（颊）向转矩。

1）根舌向转矩：又称冠唇（颊）向转矩，即对牙施加根舌向转矩力时，使牙根舌向移动而牙冠唇（颊）向移动。

2）根唇（颊）向转矩：又称冠舌向转矩，即对牙施加根唇（颊）向转矩力时，使牙根唇（颊）向移动而牙冠舌向移动（图6-62）。

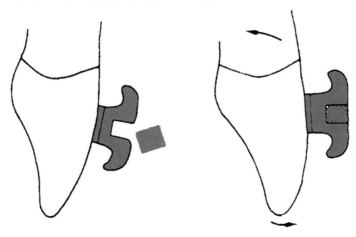

图6-62 转矩力的作用

方形弓丝的转矩大小与所作旋转的程度有关，要视具体病例而定。

4. 常用的各种矫治器弹力曲 在方丝弓矫治器的应用过程中，为排齐牙及关闭拔牙间隙等，需要在弓丝上弯制各种形状的弹力曲作为加力单位。常用的弹力曲有下列几种（图6-63）：

（1）垂直曲 分开大垂直曲及闭合垂直曲两种。开大垂直曲主要用来开大间隙，尤其是在两个开大垂直曲连用而作为一个加力单位时，则具有使牙舌向、唇（颊）向扭转、升高、压低等作用。闭合垂直曲可用来关闭间隙。

（2）带圈垂直曲 同样分为开大带圈垂直曲及闭合带圈垂直曲，作用与垂直曲相同，但弹性更好，且矫治力较温和而持久。

（3）垂直张力曲 主要用来关闭间隙。

（4）水平曲 用来压低、升高及扭正牙，并可作为颌间牵引的拉钩使用。

（5）带圈水平曲 作用如同水平曲，但比水平曲的弹性更好，并且矫治力较为温和而持久。

（6）匣形曲 主要对牙有压低、升高及正轴的矫治作用。

（7）欧米加曲 也称末端结扎曲，用来和末端颊管结扎在一起，以固定弓丝。

（8）小圈曲 一般作为牵引钩用。

各类矫治曲可在圆形弓丝或方形弓丝上弯制，根据牙矫治的不同需要而选择使用。

5. 方丝弓矫治器的基本矫治步骤 方丝弓矫治器的矫治方法灵活多变，并没有固定的模式。正畸医生可根据患者的错𬌗类型来制定合理的矫治方案，选择不同的矫治材料以及弯制不同的矫治弹力曲，但其矫治的步骤常存在着一些相同的基本内容。对于所

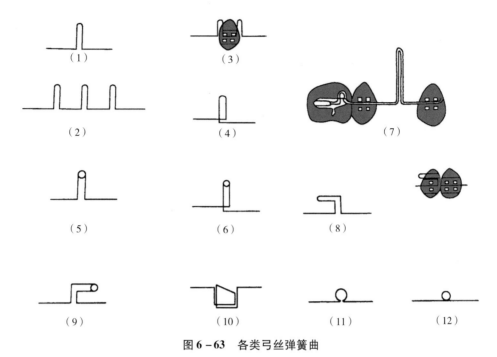

图 6-63　各类弓丝弹簧曲

（1）开张垂直曲　　（2）连续开张垂直曲　　（3）开张垂直曲组成的加力单位　　（4）闭合垂直曲

（5）带圈开张垂直曲　　（6）带圈闭合垂直曲　　（7）垂直张力曲　　（8）水平曲　　（9）带圈水平曲

（10）匣形曲　　（11）欧米加曲　　（12）小圈曲

有的矫治病例，可分为拔牙矫治和不拔牙矫治两大类，但矫治的目标一致。而在拔牙矫治的病例中，包括关闭拔牙间隙的步骤。以临床多见的拔牙矫治为例，方丝弓矫治技术有以下四个基本步骤：

（1）**排齐和整平牙列**　这是第一阶段矫治，主要目标是使上下牙弓错位的牙排列整齐，整平牙弓（包括矫正深覆𬌗或开𬌗）。在这一阶段中不解决上下牙间的错位关系，一般使用圆丝作为矫治弓丝。对于轻度错位的牙，可直接将不带弹力曲、做了第一或第二序列弯曲的弓丝结扎在所有的托槽中，利用弓丝的形变力来矫治错位牙。对于错位程度较为严重的牙，则需要利用各种弹簧曲来矫治。因为在错位严重的牙弓中，不带矫正弹力曲的弓丝很难完全同时压入所有牙的托槽中。使用弹力曲，增加了托槽间弓丝的长度，从而增大了托槽间弓丝的可倾斜程度，这样可使弓丝完全、同时地结扎到托槽内，使错位牙得以排齐。

这一阶段在矫治深覆𬌗的病例时，则需同时加大第二序列弯曲，在排齐和整平牙列的同时，使前牙压低、后牙升高，深覆𬌗解除的过程中应为矫治深覆盖创造条件。近年来，随着矫治材料性能的提高，弹性很好的镍钛合金丝、多根细的金属丝编制而成的麻花丝已广泛应用于正畸临床，使临床操作简单化，大大缩短了椅旁时间。

（2）**关闭拔牙间隙及矫治𬌗关系**　这一阶段可开始使用方丝，弯制成具有第一或第二序列常规弯曲的方形弓丝，插入末端管，将弓丝嵌入所有托槽并结扎固定。矫治包括拉尖牙向远中、关闭拔牙间隙、矫治前牙深覆盖及上下牙间关系等内容，这是整个矫治过程中较为困难和关键的步骤。在这一阶段矫治中要使用较大的牵引力，拉尖牙向远中及关闭拔牙间隙，同时开始使用转矩力对前牙作控根移动。在矫治设计时，应考虑抗基牙是否有足够的支抗力；否则，会出现支抗牙前移、矫治间隙不足等失误，影响矫治效果，甚至导致矫治失败。

1）拉尖牙向远中：拉尖牙向远中时，一般多用附加牵引力，可在尖牙和支抗磨牙之间挂链状橡皮圈或螺旋弹簧来完成，注意防止支抗牙的前移及尖牙的倾斜移动。

2）切牙舌向移动关闭间隙矫正深覆盖：当尖牙向远中移动与第二前磨牙靠拢后，应更换矫治弓丝，在侧切牙与尖牙间隙间弯制垂直张力曲或靴形曲等关闭间隙，并应注意前牙的控根移动。

（3）牙位及𬌗接触关系的进一步调整　这一阶段可称为矫治完成阶段。经过第一、二阶段的矫治，当牙排列整齐，拔牙间隙关闭，并且磨牙关系得到矫正后，为使上下牙弓的形态和功能更趋完善，还需对个别牙存在的牙轴、牙位及𬌗接触等轻度障碍进行调整。此阶段通常使用方形弓丝，将该弓丝弯制成具有良好的牙弓形态及各个牙近远中轴倾度的理想形状，结扎到托槽内可使牙的位置调整到良好的功能位。

（4）保持　为了巩固矫治效果，保持是必要的。可先去除上下唇弓，以结扎丝分别将上下牙弓由一侧颊面管至另一侧颊面管，通过所有托槽作"8"字交叉连续结扎并固定3~4周，若牙及𬌗关系稳定，无变化，则改用保持器保持。上颌多用霍利保持器，下颌可选用舌侧固定保持器。

方丝弓矫治器具有较高的矫治效能，但由于其结构较复杂，矫治力又较大，因此主要适用于恒牙列的矫治，而对乳牙列和混合牙列的矫治则一般不适合。

（二）直丝弓矫治器

直丝弓矫治器来源于方丝弓矫治器，由 Andrews 1970 年设计而成。其主要特点是在矫治器的托槽上，根据不同牙的解剖位置，预置了一定的角度，一根有基本弓形的平直弓丝插入托槽，即可以完成牙的三方位的移动。直丝弓矫治器消除了标准方丝弓矫治器在弓丝上弯制第一、第二、第三序列弯曲的步骤，可以简化操作，缩短就诊时间，也避免了因弓丝弯制出现的误差而造成牙的往返移动，使牙定位更精确、迅速，而且也缩短了疗程。在治疗结束时，矫治完成的弓丝也完全平直，故称为直丝弓矫治器，又称预置矫治器。

1. 直丝弓矫治器的原理　托槽是该矫治器的关键部件。矫治的目标，即所希望达到的牙位置，包括近远中向倾斜，唇（颊）舌向倾斜，以及内、外侧位置都已包含在托槽之内，不需要在弓丝上弯制三种序列弯曲。

（1）消除第一序列弯曲　正常牙在牙弓内的唇（颊）、舌位置有所差异，各个牙的冠突度都不相同，尤其是上牙弓较下牙弓更为明显。标准方丝弓矫治器需要在弓丝上弯制第一序列弯曲，使牙移动并保持在这一位置；直丝弓矫治器通过调整托槽底的厚度，完成牙的这一移动，使牙在牙弓中保持正确的唇（颊）、舌向位置关系。设计磨牙带环颊管的补偿角度，使上颌第一磨牙颊尖连线与牙接触点的连线成10°角，下颌第一磨牙颊尖连线与牙接触点连线平行（图 6 - 64），并以此来设计磨牙带环颊管的补偿角度（图 6 - 65）。

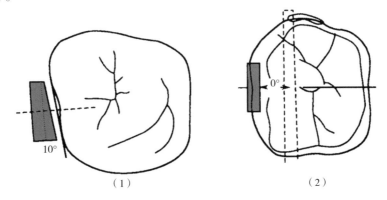

（1）　　　　　　　　　　　　　　　　（2）

图 6 - 64　磨牙颊尖连线与牙接触点的连线的关系

（1）上颌第一恒磨牙　　（2）下颌第一恒磨牙

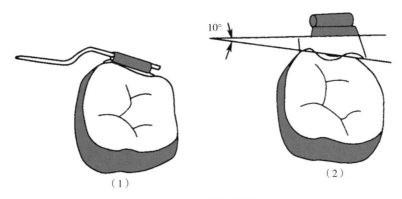

（1）　　　　　　　　　　　　　　　（2）

图 6 - 65　磨牙颊管

（1）标准方丝弓矫治器　　（2）直丝弓矫治器

（2）消除第二序列弯曲　　直丝弓矫治器的托槽，根据不同牙的位置，在槽沟上加入了不同的近远中倾斜角度。这个角度是根据临床冠长轴确定而不是整个牙长轴，弓丝纳入槽沟时将自动产生正常角度的近中或远中倾斜力，当弓丝恢复平直形状时，牙便完成了所有需要的移动。所以，不需要形成第二序列弯曲便可使牙达到这种位置（图 6 - 66）。

（3）消除第三序列弯曲　　直丝弓矫治器的托槽在托槽底上加入了一定的角度，当直丝弓纳入槽内后，将受到扭曲而自动使牙冠或牙根产生转矩移动，所以不需要使用第三序列弯曲（图 6 - 67）。

（4）抗旋转与抗倾斜　　直丝弓矫治器在相应牙的托槽上增加了抗旋转、抗倾斜设计。

（5）自动使牙旋转　　直丝弓矫治器采用双翼宽托槽，配合使用高弹性弓丝，可以自动完成旋转牙的矫治，不需要在弓丝上弯制相应的弹簧曲。

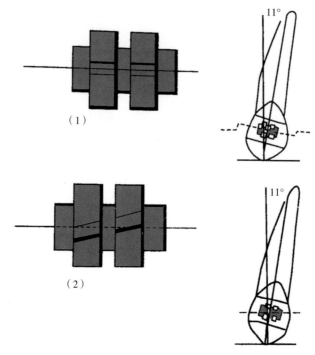

图 6-66　为使尖牙达到正常的冠角或倾斜度

（1）标准方丝弓矫治器在弓丝上弯制第二序列弯曲　（2）直丝弓矫治器在托槽内预制11°的轴倾角

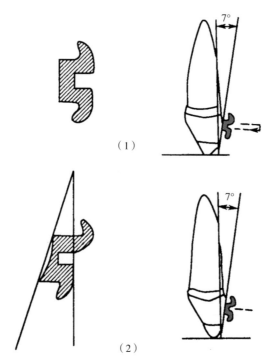

图 6-67　为使尖牙冠舌向侧倾斜7°

（1）标准方丝弓矫治器在弓丝上弯制第三序列弯曲　（2）直丝弓矫治器在托槽内预制7°的转矩角

（6）其他改进　托槽底部与牙冠更加密合接触，尖牙托槽上附有牵引钩等。

2. 矫治程序　直丝弓矫治器遵循方丝弓矫治器的治疗原则，但又有自己的特征：

（1）更加强调托槽粘着位置的精确。

（2）通常将第二磨牙包括在矫治器内。

（3）广泛应用高弹性弓丝。

（4）使用轻而持久的矫治力（50～150g）。

（5）重视牙弓完全整平。

（6）第一阶段排齐整平牙弓时，常采取尖牙向后结扎和末端弓丝回弯的方法，可防止前牙唇倾与覆𬌗加深（图6-68）。

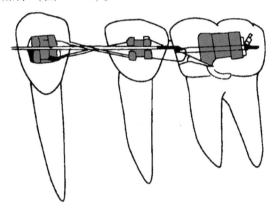

图6-68　尖牙向后结扎和末端弓丝回弯

（7）第二阶段关闭拔牙间隙时，可用关闭曲法，但提倡使用滑动法。滑动法是直丝弓矫治技术特有的关闭拔牙间隙的方法（图6-69）。

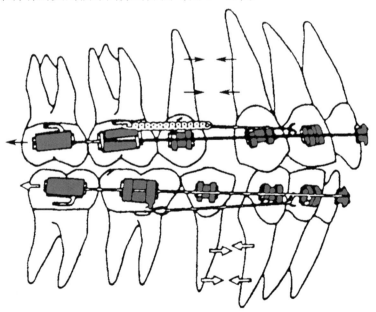

图6-69　滑动法关闭间隙

（三）舌侧矫治器

1. 舌侧矫治技术的发展 随着直丝弓矫治器的应用，要求正畸的人数不断增加，其中成年人所占比例越来越大。由于职业、美观等原因，部分成人不希望所戴用的矫治器被他人察觉。1976 年美国正畸专家 Dr. Craven Kurz 获得舌侧矫治器专利。日本正畸专家 Kinya Fujita 也发明了舌侧矫治器，并于 1981 年发表相关文章，提出了蘑菇形舌侧弓丝。由于公众的关注和正畸医师的热捧，20 世纪 80 年代初期，舌侧正畸在美欧、日本等国风靡一时。

早期上前牙区舌侧托槽常因咬合力作用而脱落，后来对前牙区舌侧托槽改进并增加了导板，此举减小了上前牙舌侧托槽所受的剪切力，而且还起到压低下切牙、打开咬合的作用。20 世纪 80 年代中后期，由于医师缺乏舌侧矫治技术的系统培训，且无配套的技工室间接粘接技术和预成舌侧弓丝，大量病例矫治效果不理想，使舌侧正畸暂时跌入低谷。直至 1996 年，随着舌侧托槽间接面接技术、预成舌侧弓丝及临床经验的积累，舌侧正畸重新繁荣。进入 21 世纪，意大利正畸医师 Dr. Giuseppe Scuzzo 和日本正畸医师 Dr. Kyoto Takemoto 合作开发出更小巧的舌侧直丝弓托槽 STB（Scuzzo/Takemoto bracket）。

2001 年德国正畸医师 Dirk Wiechmann 率先将计算机辅助设计/制造（CAD/CAM）应用于舌侧矫治器制作，并使用机械手弯制弓丝，这就是最早的个体化矫治器，名为"incognito bracket"。该托槽底板大而薄，托槽体小，黏结牢固，患者感觉舒适，而且增加了托槽间距。个性化的弓丝弯制使得矫治的精确性大大提高。但该系统的加工成本较昂贵。

2. 舌侧矫治器和矫治技术

（1）舌侧矫治器的组成 舌侧矫治器主要由舌侧托槽、磨牙舌侧管、弓丝等组成（见图 6-55）。

（2）舌侧矫治器的生物力学特点 舌侧矫治器矫治力的作用点在牙冠舌侧，生物力学上与唇侧矫治器存在较大差异：①单纯的牙齿压入移动更接近整体移动；②在施以相同矫治力内收前牙时，舌侧矫治器可获得更大的力矩，加大了前牙内收的过程中控制前牙转矩的难度；③间接粘接时，可适度增加托槽冠唇向转矩以对抗前牙舌倾。

在使用同样大小的内收力和压低力时，舌侧矫治器可导致上前牙顺时针旋转，过度舌倾，改变上牙弓弓形。因此，在应用舌侧矫治器内收上前牙时，应当减小内收力，相应增大转矩和压入力。

在内收前牙、关闭拔牙间隙阶段，由于舌侧矫治器作用于前牙的力通过牙齿旋转中心的舌侧，对前牙产生冠舌向转矩的同时始终对后牙产生远中直立的力量，从而增强了后牙的支抗。

（3）托槽定位及粘接 准确的托槽定位是取得良好矫治效果的关键。与唇侧矫治不同，正畸医师很难通过目测将舌侧托槽直接粘着在正确的位置。因此，舌侧托槽必须采用间接粘接法。间接粘接是通过口内取模，在模型上确定托槽的位置，再由托盘转移将托槽转移到口内，医生在口内准确调整托槽位置后，用光固化粘接。

（4）临床治疗程序　以拔除4个第一前磨牙为例，矫治程序与唇侧直丝弓矫治技术类似，分为3个步骤：①排齐整平牙弓；②整体内收前牙；③精细调整。

五、矫形力矫治器

矫形力指用于移动牙弓、颌骨位置或诱发骨组织改建，从而刺激颌骨生长的矫治力，其力值远远大于移动牙齿的正畸力。因此，大多数矫形力矫治器需要借助口外头颈部作为支抗。

（一）口内矫形力矫治器

1. 概述　口内矫形力用于刺激颌骨生长从而改善牙弓形态，常见形式是上颌扩弓器，即通过矫形力水平向扩张尚未闭合的腭中缝，刺激骨缝内新骨沉积，从而增加上颌牙弓宽度。

2. 种类及作用机制　矫形力扩展上颌有三种类型：单纯矫形力扩展、矫形正畸力混合扩展和功能性扩展。

（1）单纯矫形力扩展　即扩展上颌腭中缝，刺激骨缝内新骨沉积。使用最多的是Hass矫治器（图6-70）和Hyrax矫治器（图6-71）。

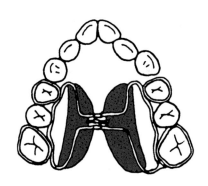

图6-70　Hass矫治器

1）适应证：①年龄：8~14岁的替牙期和恒牙早期患者都有效果，但在此范围内年龄越小，骨缝扩开的越明显，产生牙周并发症的可能性越小，并且能使颅面生长发育趋于正常化。成年患者使用时必须配合颊侧骨皮质切开术。②拥挤：主要用于严重拥挤或严重宽度不调（如后牙反𬌗）病例。③骨性Ⅲ类错𬌗：上颌发育不足进行前方牵引的安氏Ⅲ类错𬌗可以合并使用腭中缝扩展。

2）扩展速度：①快速腭中缝扩展：每日旋转2~4次，每次1/4圈（螺旋开大0.5~1.0mm），连续2~3周。然后在扩展装置停止加力情况下保持3个月，使新骨在扩开的中缝处沉积。②慢速中缝扩展：每2天旋转1次，每次1/4圈，每周螺旋开大1.0mm，在2~3个月内逐渐使中缝扩开。去除扩大器时两种方式都要用活动保持器保

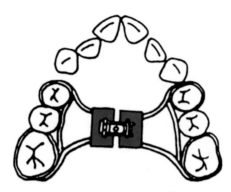

图 6 - 71　Hyrax 矫治器

持 1 年以上，或者立即采用固定矫治器继续治疗并维持扩展效果。③8 ~ 14 岁这个时期，年龄越小，快速扩弓指征越适合，扩弓效果越明显。在恒牙时期，由于中缝骨组织沉积已趋于完成，其对外的改建效应也越差，在这阶段如也采用快速扩弓，不仅起不到骨缝扩展效果，还可能对骨缝组织产生损伤，因此此时应采用慢速扩弓。

3）扩展效果：矫形扩展可使磨牙区宽度增大 10mm。对于年龄较小者，宽度开展的骨缝效应和牙齿效应各占 50%；年龄较大者骨效应减小，牙齿效应增加。多数情况下，为与上颌牙弓相适应，常在腭开展之前或同时对下牙弓进行正畸开展。

(2) 矫形正畸力混合扩展　指当腭中缝骨改建效应缺乏的情况下，扩弓器释放的力主要在两侧后牙产生效应，使之向颊侧倾斜移动而导致牙弓宽度扩大。常用于恒牙期青少年或成人，每侧可得 1 ~ 2mm 的间隙。混合扩展虽没有中缝效应，但后牙的颊向移动可能在某种程度上刺激该区域的牙槽骨生长，因此，其长期效果是稳定的。上颌牙牙弓混合扩展的装置有螺旋器分裂基托活动矫治器、菱形簧分裂基托活动矫治器（图 6 - 72）及四角圈簧固定矫治器（图 6 - 73）等。下颌牙弓扩展的装置有螺旋器分裂基托活动矫治器及四边形固定扩弓矫治器等。

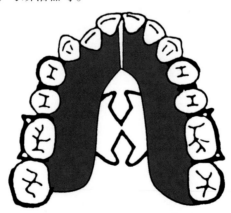

图 6 - 72　菱形簧分裂基托活动矫治器

(3) 功能性扩展　功能调节器（FR）由于其颊屏去除了颊肌对牙弓的压力，在舌体的作用下牙弓的宽度得以开展，牙弓宽度增加可达 4mm。另外，唇挡、颊屏等对移行

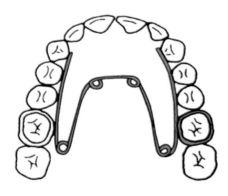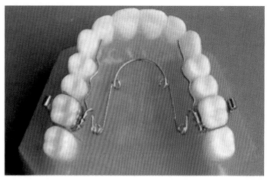

图 6 – 73　四角圈簧固定矫治器

皱襞黏膜的牵张也可以刺激牙槽骨的生长。但是，此种治疗往往需要从替牙早期开始并持续到青春快速期。

（二）口外矫形力矫治器

1. 概述　口外矫形力矫治器（亦称口外支抗类矫治器）是以口腔外部头顶、枕、颈、额、颏等的外结构作为抗基，为移动粗壮牙或一组牙向近远中方向、水平方向和垂直方向的三维空间移动，以及促进（或抑制）上下颌的生长发育，改变骨骼的生长方向，提供足够的支抗能力，以达到矫治错𬌗与颌面部畸形的目的。口外矫形力矫治器有口外后方牵引、口外垂直牵引、口外前方牵引和头帽颏兜牵引等矫治器。随着正畸商品化材料的日益发展，各种类型、型号的口外支抗矫治器都有成品供应，并在临床上得到广泛应用。

2. 组成及其作用　口外支抗类矫治器的组成包括：支抗部件、口内部件、连接部件和力源部件等。

（1）支抗部件　是正畸反作用力的承受载体，均在口外发挥作用。口外支抗类矫治器的支抗部件的承受体（或抗基部位）为额、颏、顶、枕及颈后等部位，常选用一个或一个以上部位，因此支抗部件包括单一支抗和复合支抗。

1）颈带：是以颈后部为抗基的单一支抗部件，适用于低位口外牵引（图 6 – 74）。它是一条宽 25 ~ 30mm 的软质带子，绕过颈后部，两末端止于两侧耳垂的前下方，并附有纽扣或拉钩。其优点是结构简单，戴用舒适；但有固位不稳定，难使口外支抗类矫治器产生稳定作用的缺点。

2）头帽：是以顶部、枕部、颈后部及额部为抗基的复合支抗部件，有简单和复合两种头帽。①简单头帽：由两条软质带子分别绕过枕部和顶部，于两侧耳郭的前上方相连接，连接处有纽扣和挂钩。只能作高位口外牵引（图 6 – 75）。虽然戴用舒适，但稳定性稍欠缺。②复合头帽：是复合利用顶、枕、颈和额四个部位的支抗部件，是在简单头帽和颈带的基础上将顶带两侧顺耳前向下延伸与颈带相连，而且再从简单头帽枕带的一侧向前延伸绕过额部耳的前方和下方的带子上附着挂钩或纽扣。耳前及其下方的塑料板刻有不同高度的槽沟，以便挂橡皮圈，挂的部位根据口外牵引所需的方向决定。该

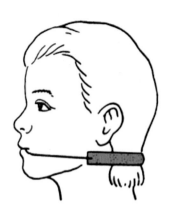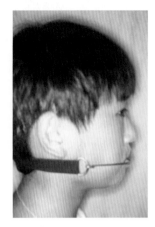

图 6 – 74　口外弓低位牵引

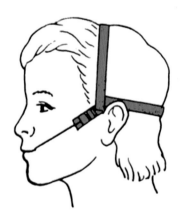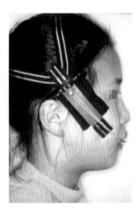

图 6 – 75　口外弓高位牵引

头帽的优点是具有良好的稳定性。复合头帽的口外牵引称为联合牵引（或水平牵引）（图 6 – 76），但实际上其牵引的方向选择性较大，可作从低位到高位各个方向的口外牵引。联合牵引也适用于较大的或不对称的口外牵引力。

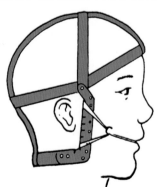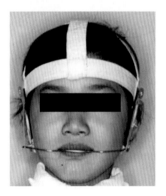

图 6 – 76　口外弓水平牵引

3）颏兜：既可作支抗部件，也可作受力载体。在作支抗部件时，它是以颏部作为抗基，并同额垫联合作用为上颌前牵引装置——面具提供支抗，以刺激Ⅲ类错𬌗患者上颌骨的发育（图6-77）。在作为受力载体时，颏兜以头帽为支抗，使颏部作向后向上方的牵引，用以纠正反𬌗并改善下颌生长方向和生长量。

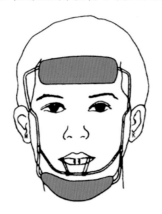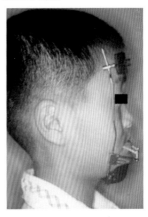

图6-77 颏兜与额垫联合支抗组成上颌前牵引装置

4）额垫：是以额部作为抗基的支抗部件，必须同颏兜联合作为前方牵引的口外支抗部分。

5）面具：亦称上颌前方牵引或反向口外弓，是以额部与颏部作为抗基的复合支抗部件。由额垫、颏兜以及连接两者的金属支架、牵引架组成。面具用来对上颌骨或上颌牙弓向前牵引。

（2）口内部件 是正畸作用力的承受载体，以此带动牙的移动或牙槽、颌骨生长量与方向的变化。口内部件包括固定矫治器和活动矫治器两大类，两者均需具有良好的固位、足够的强度及支持能力。

（3）连接部件 是连接口外支抗部件与口内作用部件的装置，主要包括口外弓与J形钩。施加在口内的正畸作用力通过连接部件的传递把反作用力释放在口外支抗部件上。

1）口外弓：是最常用的连接部件，用硬质粗不锈钢丝制成。由内弓和外弓组成，外弓与口外支抗部件相连，内弓通常与上颌后牙接触并施放向后的作用力。

2）J形钩：实质上是口外弓的一种变异，其口内、口外部分由同一钢丝制成，为避开口角处而弯制成J钩。其口内端通常固定于上颌弓丝的前牙区两侧，可起到内收和压低上前牙的作用；也可直接与上颌两侧尖牙接触，用来远中移动尖牙。

（4）力源部件 是口外支抗矫治器的施力来源，常见的有橡皮圈、弹性带等。力源部件通常置于连接部件与口外支抗部件之间，其通过前者向口内释放作用力，并依靠后者承受反作用力。

目标检测

一、名词解释

1. 支抗
2. 方丝弓矫治器

二、填空题

1. 根据矫治器的作用目的分类，可将矫治器分为：_____、_____、_____。
2. 支抗通常分为三种类型：_____、_____、_____。
3. 机械性可摘矫治器由_____、_____和_____组成。
4. 机械性可摘矫治器常用的固位装置有_____、_____、_____。
5. 可摘矫治器依靠连接装置，将各个部分连接成整体。常用的连接装置有_____、_____、_____、_____或_____等。
6. 粭垫按粭面形态可分为_____和_____。
7. 功能性矫治器经过近百年的发展，大致可分为三类：_____、_____、_____。
8. 各种固定矫治器大多由_____、_____、_____等三部分组成。
9. 托槽按其制作材料的不同可分为：_____、_____、_____等。

三、选择题

1. 矫治器应具备的基本性能，下列哪项正确（　　　　）
   A. 对口腔软硬组织及颌面部无损害，不影响牙、颌、面的正常生长发育和功能
   B. 结构应简单、牢固，发挥的弹力好，力的大小和方向易于控制
   C. 易洗刷，便于清洁，不影响口腔卫生
   D. 体积尽量小巧，戴用舒适，显露部分尽量少，美观影响小
   E. 以上均正确
2. 可摘矫治器与固定矫治器的区别在于（　　　　）
   A. 矫治错粭的效果　　　B. 支抗力的大小　　　C. 矫治器所用的材料
   D. 医生的操作技术　　　E. 患者能否自行取下
3. 有关可摘矫治器的优点，正确的是（　　　　）
   A. 如施力过大产生疼痛时，患者可自行摘下
   B. 便于洗刷，能较好地保持矫治器和口腔卫生
   C. 如遇有社交、演出等的需要，可临时取下
   D. 构造简单、制作容易、成本低
   E. 以上均正确

4. 有关固定矫治器的优点，正确的是（　　　　）

    A. 固位良好，支抗充足　　　　　　　　B. 能实现多种形式的牙移动

    C. 能矫治较复杂的错𬌗畸形　　　　　　C. 疗程较短，复诊加力间隔时间长

    E. 以上均正确

5. 下列哪项是机械性可摘矫治器常用的功能部分（　　　　）

    A. 各类弹簧　　　　　　　B. 唇弓　　　　　　　C. 螺旋器

    D. 橡皮弹力圈　　　　　　E. 以上都是

6. 双曲唇弓的功能是（　　　　）

    A. 推前牙向唇侧　　　　　　　　　　　B. 移动牙向近远中

    C. 扩大牙弓　　　　　　　　　　　　　D. 关闭前牙间隙，缩小前部牙弓

    E. 推磨牙向后

7. 双曲舌簧的功能是（　　　　）

    A. 矫治舌向或腭向错位的牙　　　　　　B. 矫治唇向或颊向错位的牙

    C. 关闭前牙间隙，缩小前部牙弓　　　　D. 关闭后牙间隙，缩小后部牙弓

    E. 矫治各个方向错位的牙

8. 双曲纵簧的功能是（　　　　）

    A. 使牙向唇侧或颊侧移动　　　　　　　B. 使牙向舌侧或腭侧移动

    C. 使牙向近中或远中移动　　　　　　　D. 使牙在垂直向移动

    E. 以上都不对

9. 双曲唇弓常用不锈钢丝的直径是（　　　　）

    A. 0.5~0.6mm　　　　B. 0.7~0.9mm　　　　C. 1.0mm

    D. 1.2mm　　　　　　E. 1.8mm

10. 双曲舌簧常用不锈钢丝的直径是（　　　　）

    A. 0.5~0.6mm　　　　B. 0.7~0.9mm　　　　C. 0.8~1.0mm

    D. 0.9~1.2mm　　　　E. 1.0~1.8mm

11. 分裂簧的功能是（　　　　）

    A. 扩大上牙弓　　　　　B. 推磨牙向后　　　　C. 扩大下牙弓

    D. 对局部进行扩大　　　E. 以上都是

12. 改良式箭头卡环常用不锈钢丝的直径是（　　　　）

    A. 0.5~0.6mm　　　　B. 0.7~0.9mm　　　　C. 1.0mm

    D. 1.2mm　　　　　　E. 1.8mm

13. 上颌双侧后牙𬌗垫双曲舌簧可摘矫治器的适应证是（　　　　）

    A. 常用于矫治前牙深覆𬌗

    B. 常用于矫治前牙深覆盖、上颌前突等畸形

    C. 常用于矫治牙弓狭窄

    D. 常用于矫治前牙反𬌗、下颌前突等畸形

    E. 常用于矫治前牙开𬌗

14. 下列哪项是功能性可摘矫治器的适应证 （　　　）
    A. 功能性错𬌗   B. 矫正生长期儿童早期骨性错𬌗
    C. 某些不良习惯   D. 矫治后的功能保持
    E. 以上均正确

15. 下前牙塑料联冠斜面导板的适应证是 （　　　）
    A. 矫治前牙深覆𬌗   B. 矫治前牙深覆盖   C. 矫治后牙反𬌗
    D. 矫治前牙开𬌗   E. 矫治前牙反𬌗

16. 下前牙塑料联冠斜面导板斜面与上前牙长轴的角度 （　　　）
    A. 小于 45°   B. 大于 45°   C. 60°
    D. 90°   E. 120°

17. 固定矫治器种类很多，目前临床最常使用的是 （　　　）
    A. 方丝弓矫治器   B. 直丝弓矫治器   C. 贝格细丝弓矫治器
    D. 颌外唇弓矫治器   E. 以上都是

18. 下列哪项不是方丝弓矫治器的组成部分 （　　　）
    A. 带环   B. 托槽   C. 基托
    D. 矫治弓丝   E. 颊管及其他附件

19. 方丝弓矫治器矫正弓丝的第一序列弯曲，即在矫治弓丝上作 （　　　）
    A. 水平方向的弯曲   B. 垂直方向的弯曲   C. 近中方向的弯曲
    D. 远中方向的弯曲   E. 转矩弯曲

20. 方丝弓矫治器矫正弓丝的第二序列弯曲，即在矫治弓丝上作 （　　　）
    A. 水平方向的弯曲   B. 垂直方向的弯曲   C. 近中方向的弯曲
    D. 远中方向的弯曲   E. 转矩弯曲

21. 方丝弓矫治器矫正弓丝的第三序列弯曲，即在矫治弓丝上作 （　　　）
    A. 水平方向的弯曲   B. 垂直方向的弯曲   C. 近中方向的弯曲
    D. 远中方向的弯曲   E. 转矩弯曲

22. 以下方丝弓矫治技术基本步骤中错误的是 （　　　）
    A. 排齐和整平牙列   B. 关闭拔牙间隙及矫治𬌗关系
    C. 牙位及𬌗接触关系的进一步调整   D. 保持
    E. 不需保持

23. 下列哪项不是口外支抗类矫治器的组成部分 （　　　）
    A. 石膏模型   B. 支抗部件   C. 口内部件
    D. 连接部件   E. 力源部件

四、简答题

1. 简述增强支抗的方法。
2. 简述可摘矫治器的基本组成，并各举一例说明各组成部分的功能。
3. 简述平面（斜面）导板的制作方法。

4. 简述肌激动器咬合重建的目的和要求。

5. 简述功能调节器的类型及适应证。

6. 简述方丝弓矫治器的主要特点和基本原理。

7. 比较方丝弓、直丝弓矫治器的特征。

第七章　错𬌗畸形的早期矫治

 知识要点

1. 了解错𬌗畸形的早期预防和预防性矫治。
2. 掌握错𬌗畸形的阻断性矫治。
3. 熟悉错𬌗畸形的早期控制。

早期矫治是指在儿童早期生长发育阶段（一般指青春生长发育高峰期前及高峰期阶段），对已表现出的错𬌗畸形、畸形趋势及可导致错𬌗畸形的病因进行的预防、阻断、矫治和引导治疗。绝大多数的错𬌗畸形是儿童生长发育过程中，受遗传及环境因素的影响所引起的发育畸形。早期预防错𬌗畸形的发生，及时对已发生的畸形进行早期治疗，阻断其发展，或通过早期控制，引导牙颌面良性发育，对保障儿童口颌系统及身心的健康发育十分重要。错𬌗畸形早期矫治主要包括早期预防及预防性矫治、早期阻断性矫治及早期生长控制三个方面的内容。

一、错𬌗畸形的早期预防及预防性矫治

（一）错𬌗畸形的早期预防

1. 胎儿时期的预防　母体的健康、营养、心理及内外环境对胎儿的早期发育十分重要。因此为了防止错𬌗畸形的发生，从妊娠开始，即应注意母体及胎儿的健康与保护。母亲在整个妊娠时期应注意营养、卫生，增强体质，提高全身免疫能力，保持愉快的心情。摄入含蛋白质、脂肪、糖、钙、铁、磷等营养丰富的食物及多种人体必需的维生素，使胎儿在母体内正常生长发育。妊娠早期应避免患急性发热性疾病，如流感、疱疹等，有报告母亲在妊娠 3~4 个月患风疹，其胎儿畸形率可高达 15%~20%，可能造成牙发育不全、唇腭裂、小头畸形、先天性心脏病等。除此之外，在整个孕期母亲应避免接受过量的放射线照射，避免接触有毒及污染的环境，避免摄入过量的烟、酒、咖啡，避免服用一些化学药物及吸食毒品；否则，可妨碍胎儿在子宫内的正常生长发育，造成某些发育畸形。最后，应加强围产期保健，避免分娩时对颅面的创伤致畸。

2. 婴儿时期的预防　正确的喂养方法是提倡母乳喂养，每次喂养时间约半小时，喂养的姿势为约 45° 左右的斜卧位或半卧位。正确的喂养姿势和足够的喂养时间是婴儿

正常吮吸活动的保障，因为在婴儿吮吸时，唇、颊肌及口周肌收缩，可刺激颌面部的正常生长发育。如采用人工喂养时，应在妇、儿科医师指导下进行。人工喂养时应注意：①人工奶头最好使用解剖式的扁形奶头，使之与口唇外形吻合，这样不会泄露空气；奶头的穿孔不宜过大或过小，以保证有足够的吮吸功能活动，能够刺激面部的正常生长发育。②奶瓶的位置应正确，不要过分压迫上下颌骨，以免造成反𬌗或下颌后缩（图 7 - 1）。③不能睡着吮奶，因为长期睡着吃奶，可能使下颌过度前伸、偏斜而形成上下颌骨矢状向或侧向位置不调。

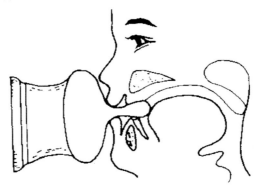

图 7 - 1　解剖式奶嘴

　　婴儿期应注意其睡眠姿势和一些不良习惯，应经常更换睡眠的体位与头位，以免因长期处于一种体位与头位，使头部受压变形而影响面颌的发育。此外，吮拇指、咬唇或咬物等不良习惯应尽早破除，否则会影响颌面部的正常生长发育。

　　3. 儿童时期的预防

　　（1）养成良好的饮食习惯　儿童的膳食应有一定的硬度，使其咀嚼系统能充分行使咀嚼功能，以促进牙颌系统的正常生长发育。应摄入富含脂肪、蛋白质、钙、磷等的食物及多种人体需要的维生素。

　　（2）防治疾病　早期预防和治疗慢性鼻炎和扁桃体肥大等呼吸道疾病，保持呼吸道通畅，避免用口呼吸。长期呼吸功能异常的患儿，可造成错𬌗。积极预防和治疗佝偻病、消化不良等全身性疾病，对口颌系统的发育十分重要。

　　（3）积极防治龋病　防龋是口腔预防保健的首要任务。应养成良好的刷牙和口腔卫生习惯，及早充填治疗患儿的乳牙龋，防止乳牙早失引起的错𬌗。

　　（4）重视心理的维护　婴幼儿喜欢亲人的拥抱、抚摸、引逗等亲昵活动。通过这些活动，儿童生理上可以得到满足，从而有利于心理的健康，否则会影响身心及智力的发育，养成吮指、咬物等不良习惯，导致错𬌗畸形的发生。不良习惯也可对幼儿造成不利的心理刺激。年龄稍大的儿童，吮指行为及其所形成的牙颌畸形，特别是由此引起同学的讥笑和大人的责难，可引起不同程度的心理伤害，家长对此绝不能采取责备、吓唬和打骂的方法。

　　（5）养成良好的口腔卫生习惯　临睡前避免喝奶、吃甜食，建议使用含氟的防龋牙膏，以减少龋患的发生率。

（二）错𬌗畸形的预防性矫治

预防性矫治包括：维持正常牙弓长度的保隙、助萌、阻萌，维护正常口腔建𬌗环境，去除咬合干扰，矫正异常的唇、舌系带，以及刺激𬌗发育的咀嚼训练等。完整的牙列、正常乳恒牙萌替和正常的功能，是促进𬌗面正常发育的关键。

1. 乳牙脱落异常

（1）乳牙早失

1）原因：常见原因有龋病、外伤、医生处理不当而过早拔除等。

2）影响：当乳牙列完整时，正常的咀嚼活动可促进颌骨的正常生长发育，并保持恒牙胚在颌骨中的正确位置。如果乳牙早失，可导致邻牙向缺隙侧倾斜移位，使缺隙变小，从而导致恒牙的阻生或错位萌出。特别是第二乳磨牙早失，危害更大，常会造成第一恒磨牙近中倾斜，从而导致严重的错𬌗畸形。

3）诊断：主要通过临床和 X 线片的检查。患者未到乳牙正常脱落时间，且 X 线片显示后继恒牙牙根发育不到 1/2，牙冠𬌗面有较厚的骨质覆盖时，便可诊断为乳牙早失。

4）处理原则：乳牙早失，一般应及时应用缺隙保持器维持间隙，保持牙弓长度以便后继恒牙萌出时有足够的位置。若第二乳磨牙早失，同时第二前磨牙先天缺失时，可不保持第二乳磨牙缺隙，使第一恒磨牙近中移动占据第二前磨牙的位置。

5）缺隙保持器的适应证：①乳牙早失，X 线片显示恒牙胚牙根发育不足 1/2，牙冠𬌗面覆盖有较厚的骨组织；②间隙已缩小或有缩小的趋势者；③一侧或双侧多数乳磨牙早失，影响患儿咀嚼功能者。

6）缺隙保持器应具备的条件：①能保持缺隙的近远中距离，维护牙弓的长度；②不妨碍牙齿及牙槽骨高度和宽度的发育；③不妨碍后继恒牙的萌出；④不妨碍吞咽、发音、咀嚼等口腔功能；⑤不损伤口腔软硬组织；⑥结构简单，固位良好，制作容易，性价比高；⑦能恢复一定的咀嚼功能；⑧无毒，不致敏。

7）缺隙保持器的类型：①按患者能否自行取戴，分为固定缺隙保持器和可摘缺隙保持器；②按能否恢复咀嚼功能，分为功能性缺隙保持器和非功能性缺隙保持器。

8）常用的几种缺隙保持器：

a. 丝圈式缺隙保持器：适用于个别乳牙早失的病例。其具体形式有两种，制作方法如下：①在缺隙一端较为稳固的牙上选择或制作带环，用直径 0.7～0.8mm 的不锈钢丝做 U 形丝圈，将圈的游离端焊接在带环上，另一端紧贴在缺隙他端牙的邻面（图 7-2）；②在缺隙两端的牙上选择或制作带环，用直径 0.7～0.8mm 不锈钢丝制作 U 形支架，两游离端焊接在两带环上。

丝圈至少应离开牙槽嵴黏膜 1～2mm，不应妨碍牙槽嵴宽度的发育，并与邻牙有良好的接触，保持缺隙的近远中距离。磨牙已向近中移动，缺隙变小的患牙，可在增加前段牙弓支抗后，以螺旋弹簧开展间隙，推第一磨牙向远中移动。

b. 功能性缺隙保持器：能行使咀嚼功能，适用于多数乳磨牙缺失的病例。制作方

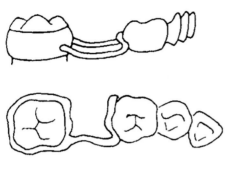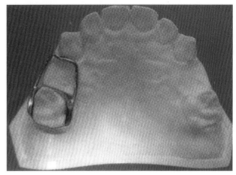

图 7 - 2　丝圈式固定缺隙保持器

法与一般的可摘局部义齿相似，但不需牙体制备，不用𬌗支托及颊侧基托。功能性保持器需定期检查、适时更换，以免影响颌骨的发育。根据需要酌情逐步缓冲基托，直至恒牙大部分萌出时即可停戴。该缺隙保持器既可以保持缺隙，又可以恢复一定的咀嚼功能（图 7 - 3）。

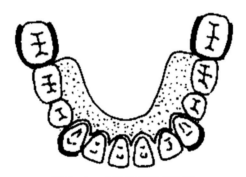

图 7 - 3　功能性缺隙保持器

　　c. 下颌固定舌弓缺隙保持器：适用于下乳尖牙早失的患者。可用下颌第一磨牙带环附固定舌弓，在舌弓上焊阻挡丝用来维持下牙弓的长度，并保持下切牙与第一乳磨牙位置，使之不向缺隙侧移动（图 7 - 4）。

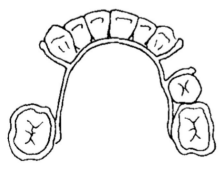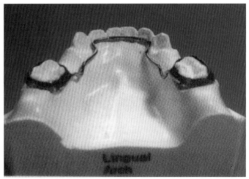

图 7 - 4　下颌固定舌弓缺隙保持器

　　d. 导萌式缺隙保持器：若第二乳磨牙过早缺失，第一恒磨牙尚未萌出者，可在第一乳磨牙上制作全冠或带环，在其远中端焊接一带诱导面的丝圈，以保持第二乳磨牙的缺隙，使第一恒磨牙随此诱导面萌出而不致错位。戴用此缺隙保持器者，当第一恒磨牙牙冠大部分萌出后，可更换成丝圈式保持器（图7-5）。

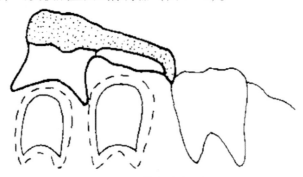

图7-5　导萌式缺隙保持器

（2）乳牙滞留　乳牙逾期不脱落者称之为乳牙滞留或乳牙迟脱。

1）原因：多因后继恒牙胚的位置及萌出道异常，或后继恒牙胚先天缺失，或内分泌疾患等，致使乳牙根完全或部分未被吸收而滞留；或因乳磨牙严重龋坏致根尖周围感染造成牙根与牙槽骨粘连。

2）影响：常导致继替恒牙错位萌出或阻生。

3）诊断：临床检查乳牙逾期未脱，恒牙已开始萌出，或对侧同名乳牙已经被替换。常见上尖牙唇向萌出或下切牙、上侧切牙舌向萌出，而相应的乳牙尚未脱落。X线检查可见：①乳牙根呈不典型吸收或牙根外形不规则，骨硬板不清晰；②后继恒牙牙根形成已超过1/2，𬌗面无骨组织覆盖；③无恒牙胚或恒牙胚有移位现象。

4）处理原则：①如继承恒牙已错位萌出，或X线片显示确定有相应恒牙胚，或虽无恒牙胚但其他恒牙拥挤或前突时，应尽早拔除滞留的乳牙；②如后继恒牙先天缺失，且其他恒牙𬌗关系正常时，保留滞留的乳牙；③拔除滞留乳牙，以开拓间隙进行正畸治疗拥挤。

2. 恒牙萌出异常

（1）恒牙早萌

1）原因：常由于乳牙根尖病变破坏了牙槽骨及牙胚的牙囊，而使后继恒牙过早萌出。恒牙早萌多见于前磨牙，也可见于内分泌异常如垂体、甲状腺功能亢进。

2）影响：早萌的恒牙常常无牙根或者牙根较短，此类牙附着不牢，不能承担咀嚼压力，易受外伤、感染而脱落。

3）诊断：恒牙萌出过早时，临床检查常发现牙有轻度松动，X线片显示其牙根长度形成不足1/2。与正常恒牙萌出时间相比，差异较大。

4）处理：为了防止恒牙的早萌，应佩戴阻萌器。常用的阻萌器有两种：

a. 可摘阻萌器：制作方法同功能性缺隙保持器，利用基托覆盖早萌牙的𬌗面，阻止其继续萌出。

b. 固定阻萌器：该类阻萌器是在丝圈式保持器上加焊一根阻萌丝（图7-6），使阻萌丝紧贴在早萌牙殆面的中央，其他部分与丝圈式保持器相同。

　　在戴用阻萌器的过程中，应定期检查，若 X 线片显示早萌牙根部形成已达 1/2 以上时，可去除阻萌器。同时应注意口腔卫生，防止被阻萌牙发生龋病。

　　（2）恒牙迟萌、阻生及异位萌出　恒牙在应萌出的年龄不萌出而对侧同名牙已萌出时为迟萌；长期埋入在牙槽骨内不能自然萌出到正常位置的牙称为阻生牙。

　　1）原因：常见的原因有：①滞留乳牙或额外牙使恒牙的萌出道受阻；②恒牙胚外伤；③囊肿、牙瘤、牙龈纤维组织增生或骨组织致密妨碍了恒牙的

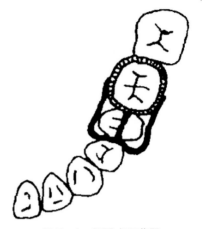

图 7－6　丝圈式阻萌器

萌出；④乳牙早失致邻牙移位，恒牙萌出间隙不足；⑤牙弓长度不足常引起第三磨牙阻生；⑥全身内分泌紊乱。

　　2）影响：恒牙迟萌常导致邻牙向迟萌牙的间隙倾斜及对颌牙伸长；阻生牙可致邻牙移位、龋病或继发性牙髓炎、病理性牙根吸收等。例如，由于恒牙萌出道异常，临床常见第一磨牙萌出时造成第二乳磨牙颊侧远中根吸收（图 7－7），恒牙迟萌或阻生可导致错殆的发生，影响美观等。

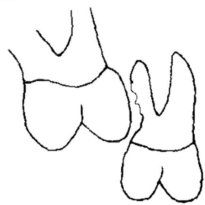

图 7－7　第一恒磨牙萌出道异常，使第二乳磨牙远中根吸收

　　3）诊断：与正常恒牙萌出时间和口内其他同名牙萌出相比，萌出时间延迟或恒牙逾期未萌，X 线牙片显示恒牙牙根已大部分形成；若为阻生牙，其在牙槽骨中可出现位置异常。

　　4）处理：尽早拔除滞留的乳牙、残根残冠、额外牙，切除囊肿、牙瘤，去除致密的软硬组织。对恒牙牙根已形成 2/3 以上而无望自行萌出者，可行外科开窗手术，在埋伏牙牙冠上粘牵引钩，可摘矫治器或固定矫治器唇弓上制作拉钩，利用弹力牵引，引导埋伏牙萌出（图 7－8）。第三磨牙阻生多由于牙弓长度不足所致，若无对位咬合关系，一般选择拔除阻生的第三磨牙。

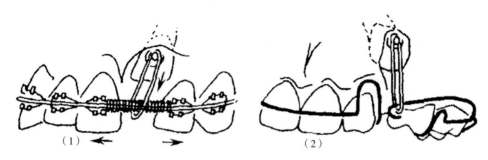

图 7 – 8　导萌

（1）上颌中切牙导萌　　（2）尖牙导萌

（3）恒牙早失

1）原因：常见于龋病、外伤、医生处理不当而过早拔除。

2）影响：①恒牙早失破坏了牙弓的完整性，邻牙向缺隙侧倾斜、移位，对颌牙伸长，致𬌗关系紊乱（图 7 –9）；②恒牙早失可影响下颌运动，致使咀嚼功能降低；③恒牙早失尤其是前牙早失，还会影响美观与发音，对儿童的健康成长极为不利。

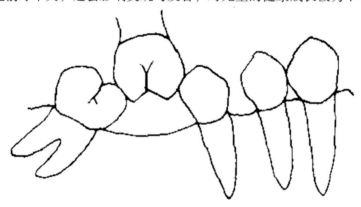

图 7 – 9　𬌗关系紊乱

3）诊断：根据临床病史、口腔检查和 X 线牙片可以准确地诊断恒牙早失。

4）处理：除戴缺隙保持器外，个别恒牙早失的患者可视具体情况，采用正畸治疗以邻牙代替早失牙，避免终身戴义齿的不便。如上中切牙早失，可先将侧切牙移至中切牙的位置并维持中切牙牙冠宽度的间隙，成年后结合全冠修复，可取得较好的效果。若第一恒磨牙早失，缺牙区牙槽嵴足够，可考虑用固定矫治器让第二恒磨牙前移替代第一恒磨牙（图 7 –10）。

（4）恒牙萌出顺序异常

1）原因：乳牙根吸收异常、乳牙滞留，乳牙根与牙槽骨粘连，乳牙冠的不良充填，恒牙胚的牙囊未被吸收等，均可引起乳恒牙替换的紊乱，也可能与遗传因素有关。

2）影响：恒牙的萌出顺序对𬌗的形成特别是磨牙关系的建立影响较大。如上颌第一恒磨牙早于下颌第一恒磨牙萌出，容易形成远中𬌗。而若上下颌第二磨牙先于尖牙和第二前磨牙萌出时，可前移引起牙弓长度变短，并使尖牙及第二前磨牙萌出时因间隙不足而错位萌出。

　　3）诊断：临床口腔检查可确诊，必要时摄全颌曲面断层片辅助诊断。

　　4）处理：若第二恒磨牙早于前磨牙、尖牙萌出，则可在第一恒磨牙前制作固定舌弓以保持牙弓的长度，确保尖牙、前磨牙萌出后能自行调整、排齐。若上颌第二恒磨牙过早萌出，已形成远中𬌗，则需要设计推第二恒磨牙向远中的矫治器，以便建立磨牙的中性𬌗关系。

　　3. 唇系带附着异常　　出生时唇系带附着于牙槽嵴顶，随着乳牙的萌出、牙槽突的生长，唇系带的附着位置逐渐上移，离开牙槽嵴顶，到恒切牙替换后唇系带一般距龈缘 4 ~ 5mm。异常的唇系带为粗大无弹力的纤维带，常位于上颌中切牙之间与腭乳头相连，导致上颌中切牙间间隙不能关闭。

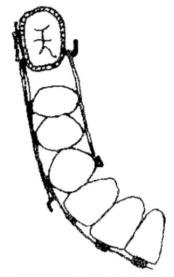

图 7 - 10　固定矫治器牵引第二恒磨牙向近中，关闭第一磨牙间隙

　　（1）原因　　多为上颌唇系带附丽异常，多为遗传因素或先天性异常所致。

　　（2）影响　　上中切牙间的间隙影响美观；严重者可伴有上颌侧切牙舌向错位，导致牙列拥挤。

　　（3）诊断　　颌中切牙之间存在间隙，粗大无弹力的唇系带与腭乳头相连，唇系带与龈缘间距离小于4mm，牵拉上唇时腭乳头可发白。X 线检查示：上中切牙腭中缝处的牙槽嵴较宽并有倒"V"形缺口（图 7 - 11）。

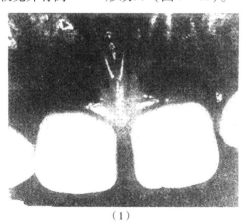　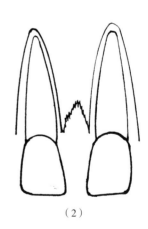

（1）　　　　　　　　　　　　　　（2）

图 7 - 11　上唇系带附着异常

（1）唇系带附着过低　　（2）上颌中切牙间腭中缝倒 V 形缺口

　　（4）处理　　年龄较小的患者可手术切除异常的唇系带，间隙可自行关闭；年龄较大的患者可先用固定矫治器关闭间隙，再切除附着的异常唇系带及全部纤维组织，以维持矫治的效果。

4. 舌系带过短

（1）原因　多因遗传因素与先天发育异常所致。

（2）影响　舌系带过短时，舌常位于下牙弓舌侧或上下切牙之间，表现为前伸或上抬受限；舌尖圆钝而不是呈尖锐状，甚至出现牵拉切迹；并且影响发音。

（3）诊断　临床检查可见舌系带附着于舌的较前端，系带短，舌前伸和上抬活动时均受限制（图7－12）。

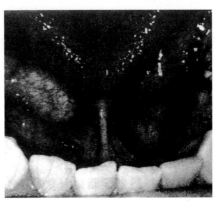

图7－12　舌系带过短

（4）处理　对舌系带过短伴有下牙弓过宽、前牙开𬌗的患者，可在矫治错𬌗畸形的同时，行舌系带修整术；对未出现明显错𬌗的舌系带过短者，可作舌系带修整术，恢复舌的正常功能活动。

5. 肌功能异常的矫治——肌功能训练　在牙颌颅面系统发育中起重要作用的是正常的面部肌动力，尤其是对于维持牙弓前后、内外及上下所有肌力量的动力平衡十分重要。颌面部的肌功能如果不平衡，可导致牙弓和颌骨的发育异常，形成错𬌗畸形。相反，通过肌功能训练改变肌功能的不平衡状态，亦可以协助患者破除口腔不良习惯，恢复牙弓正常动力平衡，阻断错𬌗畸形向严重程度发展，诱导颌、颅面正常发育。除此之外，可保持稳定的矫治效果。肌功能训练主要适用于生长发育期的儿童，根据错𬌗畸形情况，可单独实施进行，也可配合使用机械性矫治器。

（1）翼外肌训练　翼外肌功能不足，可导致下颌后退。在快速生长期增加翼外肌的活动，可刺激下颌向前旋转生长。当发现儿童有远中错𬌗倾向时，可辅助翼外肌功能训练。训练时，先教会患者确定好中性𬌗位，然后使下颌尽量前伸，再将下颌退回到中性𬌗位咬紧，重复上述的动作直至肌疲劳为止。每日3次，每次约5~10分钟。

（2）口轮匝肌训练　口轮匝肌训练可改善不良习惯形成的唇肌松弛、上下唇外翻、闭唇困难，阻断错𬌗畸形的进一步发展。临床常配合正在治疗中的安氏Ⅱ类1分类错𬌗的患者，训练方法如下：

1）尽量伸长上唇，使上唇卷曲到上切牙之下及其后，每天至少训练30分钟，坚持4~5个月即可见效，适用于遗传性上唇短缩的患儿。

2）使上唇伸长到下切牙下缘，将下唇伸长于上唇之外，并用力挤压上唇。每日3

次，每次 5～10 分钟，协助口呼吸的患儿改善面部美观。

3）用带柄前庭盾作唇肌训练，手指拉前庭盾向前，口唇闭紧，阻止其拉出。

4）鼓励儿童吹口哨、乐器，用唇吸水、喷水等类似动作，也可达到锻炼唇肌，增加肌张力的目的。

（3）颞肌、咀嚼肌、翼内肌训练　教会患者确定中性殆位，做闭口、咬紧、放松、再咬紧、再放松训练，至肌肉疲劳为止。每天 3 次，每次 5～10 分钟。此训练方法有促进上下颌骨发育及增长牙弓的作用。开殆患者在使用机械性矫治器的基础上配合此训练有一定的疗效。偏侧咀嚼习惯的患者容易造成一侧咀嚼肌群发达，面形相对丰满；另一侧肌肉缺乏训练，面形相对塌陷，影响面部美观。对这种患者，在去除病因的基础上，引导其单侧咀嚼肌训练，可取得满意的疗效。

（4）舌肌训练　舌肌训练的目的在于纠正不良习惯，破除患儿滞留的婴儿型吞咽习惯，帮助患儿养成成熟型的正常吞咽习惯。矫正患儿不良舌习惯，在戴用腭转轮（珠）腭杆、腭网等矫治器的基础上，配合舌肌训练方法。在训练颞肌、咀嚼肌时，将舌尖紧贴于下颌牙弓舌侧龈缘处。每次颞肌、咀嚼肌收缩时，同时使舌尖用力压迫下颌前部的牙槽，舌的侧缘则会压迫下颌两侧的牙槽。该方法不适用于下颌前突、前牙反殆的患者。

（5）面部诸肌的综合训练　嘱患者口内含水，在紧咬牙情况下，将水鼓入口腔前庭，再收缩面肌，使水返回；还可以用两个小指牵引口角，同时收缩口轮匝肌。这种方法可改善面部外观。

二、错殆畸形的阻断性矫治

阻断矫治是指对正在发生或刚发生的错殆畸形用简单的矫治方法阻断其发展，或采用矫形的方法引导其正常生长，建立正常的牙殆面关系。

（一）牙齿数目异常

1. 额外牙　又称为多生牙，常见于混合牙列中，有时恒牙列中也会出现，在乳牙列中较为罕见。多生牙可发生在牙弓的任何部位，但大多数位于上中切牙之间或腭侧，数目可为 1 个或多个。

（1）病因　多为遗传因素、牙胚发育异常。

（2）影响　常存在于牙弓中，会使正常的恒牙迟萌或错位萌出，造成错殆畸形，多表现为牙列拥挤。

（3）诊断　额外牙的形状多为圆锥形或结节状。偶尔可见额外牙的形态与正常恒牙外形相似，此时应注意辨别，一般通过 X 线牙片或全口曲面断层片便可确诊。

（4）处理　原则上影响恒牙正常萌出及排列的，应及时拔除。若无恒牙明显错位，可进行观察让其自行调整。若个别牙反殆且反覆殆较深，应尽早使用殆垫矫治器或联冠斜面导板进行矫治。若额外牙位于腭侧，中切牙唇向错位时，可先拔除，观察其自行调整情况，必要时做可摘矫治器，采用双曲唇弓内收中切牙，若间隙不够，可配合减径或减数治疗。对于阻生的多生牙和冠根倒置的多生牙，如果位置较高，不压迫恒牙的牙根，不影响恒牙的移动，且手术拔出困难时，可定期观察暂时不予处理。

2. 先天缺牙 先天缺牙是指牙胚在其发育过程中发生异常使牙数减少。乳牙列中先天缺牙较少见，多见于恒牙列中。国内报道缺牙最多的位置为下颌第三磨牙、下颌侧切牙，其次为上颌侧切牙、下颌第二前磨牙和上颌第二前磨牙。

（1）*病因* 多为遗传因素、先天发育异常、外胚叶发育不全患者等，一般认为有家族倾向。

（2）*影响* 下中切牙先天缺失者，常导致下牙弓前段缩小，前牙部常表现为深覆盖；并可引起邻牙向缺隙侧移动，出现牙间隙。

（3）*诊断* 无拔牙史，全口 X 线检查未见牙胚存在。

（4）*处理* 应作全面检查，根据患者侧貌、缺牙位置及错𬌗情况决定治疗计划。原则上对于个别牙缺失的患者尽量选用后牙前移的替代疗法；多数牙缺失的患者则应先集中间隙，再采用义齿修复的方法恢复牙列和咬合，以恢复其咀嚼功能。

（二）口腔不良习惯

口腔不良习惯的存在多是由于饥饿、疲倦、疾病及不安全感等复杂的生理、心理因素所引起的一种儿童无意识行为。其在生长发育过程中破坏了正常的肌力、𬌗力的协调平衡，使可塑性较强的牙、牙槽骨及颌骨发育异常。对这类患者首先应采取心理治疗，通过说服教育，让其懂得不良习惯将来所造成的后果并自觉改正，阻断畸形的发展；同时改善周围环境，使患儿分散注意力。对自制能力较差的患儿，可采用矫正器矫治。

1. 吮咬习惯 发生在婴幼儿时期，常常是由于吮吸活动不足、过早断奶、缺乏与家人交流情感等而造成的。吮咬习惯有吮指、咬唇、咬颊、咬物等。

（1）*病因* ①对婴儿安全、温暖的要求补偿；②吸吮活动不足；③婴儿早期喂养过少；④模仿其他儿童；⑤口腔内龋齿，松动牙残根。

（2）*影响* 吮指习惯几乎所有的儿童在婴儿时期都有过，若这种行为持续到 3 岁以后仍存在，甚至加重，此时可认为属于口腔不良习惯。吮拇指时，由于拇指放在上下前牙之间，可造成上切牙前突，下切牙内倾，前牙开𬌗；吮吸时由于颊肌的压力增大，可使上牙弓缩窄，腭盖高拱。吮咬食指的患者，可导致下颌过度前伸。咬上唇者，可导致前牙反𬌗；咬下唇者，可使下切牙内倾，上切牙前突。咬颊患者，可使上下牙弓狭窄。咬物时（如咬铅笔、啃指甲等），在咬物的位置上，常形成局部小开𬌗。

（3）*防治方法* ①注意改进喂养质量；②涂苦药于拇指和食指上或戴上金属指套；③进行说服教育，心理治疗，让其自行纠正；④采用破除不良习惯的可摘或固定矫治器（图 7 – 13、图 7 – 14、图 7 – 15）。

2. 异常吞咽

（1）*病因* ①滞留婴儿型吞咽；②鼻咽部炎症；③对部分错𬌗所导致的前部封闭不全的一种适应性行为。

（2）*影响* ①引起开颌；②上颌牙弓狭窄；③下颌向下、后旋转。

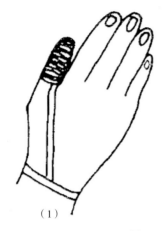
（1）

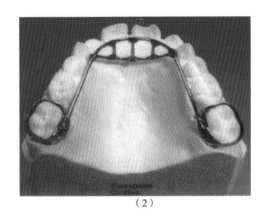
（2）

图 7 – 13　破除吮指习惯的常见方法

（1）金属丝指套　　（2）腭网矫治器

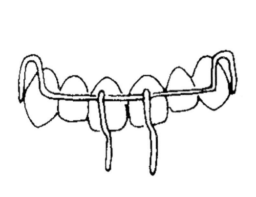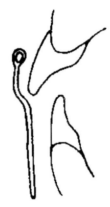

图 7 – 14　唇挡丝破除咬唇不良习惯

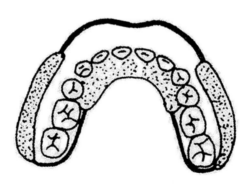

图 7 – 15　破除吮颊习惯的颊屏

（3）**防治方法**　教育儿童改正不良吞咽习惯，教导患儿正常的吞咽方法，并配合肌功能训练正常的吞咽动作；对有扁桃体过大、慢性扁桃体炎等的继发性患者，应治疗其局部及全身疾病后再作正畸治疗。

3. 舌习惯

（1）病因 ①舌系带过短或锁𬌗造成口腔容积小。②患儿常将舌尖置于上下前牙之间，使前牙区形成梭形裂隙。③患者常将舌伸在上下牙列之间，舌尖位于口外，造成不同程度的开𬌗及下颌前突畸形。④在替牙期，由于常舔弄松动乳牙及初萌的恒牙，易形成不良习惯，多发生在前牙部位。恒牙萌出后，由于舔牙习惯加大了舌肌对前牙舌面的推动力，使前牙逐渐向唇侧倾斜，出现牙间隙。

（2）防治方法 ①进行说服教育、心理矫治使其自动改正不良习惯。②戴用破除舌习惯矫治器。如带舌刺的上颌可摘矫治器，在上后牙上制作卡环或邻间钩固位，基托前缘距前牙腭侧龈缘约7mm，应不妨碍龈缘的血液循环畅通。在基托正对上前牙开𬌗的部位，包埋4~5根舌刺，以阻挡吐舌、伸舌。也可采用固定矫治器如腭网、腭屏等纠正吐舌和伸舌习惯（图7-16）。还可在破除舌习惯矫治器上加双曲唇弓以关闭牙间隙（图7-17）。

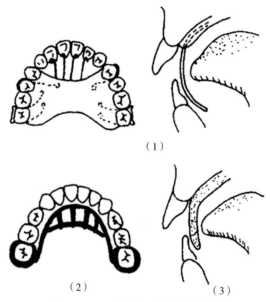

（1）

（2）

（3）

图7-16 破除舌习惯常用的方法

（1）腭刺 （2）腭网 （3）腭屏

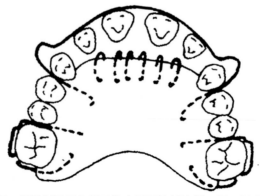

图7-17 附舌刺及双曲唇弓的上颌可摘矫治器，用于矫治舌习惯

4. 口呼吸习惯

（1）**病因**　口呼吸主要继发于鼻咽疾病，如慢性鼻炎、鼻甲肥大、鼻窦炎等，造成患者鼻呼吸道阻塞，增加了鼻呼吸道空气流阻力而长期用口呼吸。

（2）**影响**　口呼吸可造成开唇露齿、唇外翻、上前牙前突、上牙弓狭窄、腭穹高拱、开𬌗及长面畸形等。

（3）**防治方法**　①请耳鼻喉科医生会诊，积极治疗鼻咽部疾病；②年幼儿童畸形不严重者，说服教育不用口呼吸，晚上戴口罩睡觉；也可用前庭盾纠正口呼吸习惯（图7-18）；③若患者为恒牙列，应具体问题具体分析，全面检查、诊断和设计后，可行一般性矫治；④重视鼻呼吸的训练。

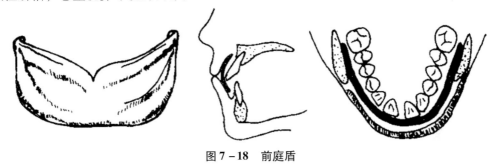

图7-18　前庭盾

5. 偏侧咀嚼习惯

（1）**病因**　由于患儿一侧后牙龋坏未及时治疗，形成残冠、残根，而常用对侧后牙咀嚼。长期单侧咀嚼习惯可致面部左右侧不对称，一侧中性，另一侧远中，甚至一侧后牙形成反𬌗，造成偏𬌗畸形。

（2）**防治方法**　①积极治疗龋坏牙；②拔除残冠、残根，修复缺失牙；③教育患者必须改变咀嚼习惯，双侧咀嚼；④若为恒牙列，根据错𬌗畸形的程度进行一般性矫治。

（三）牙列拥挤的早期矫治

混合牙列早期，上下颌恒切牙常出现拥挤现象，轻度的前牙拥挤可以随着恒牙的萌出，利用剩余间隙而自行调整。若为永久性错𬌗，则根据拥挤的程度酌情处理。

1. 轻度拥挤的矫治　拥挤量不足4mm，软组织侧貌无前突。轻度牙列拥挤患者应定期观察，随着恒牙的萌出，颌骨及牙弓长度及宽度的增加有时可自行调整。若第一前磨牙萌出间隙不足，可以片切第二乳磨牙牙冠的近中面，使间隙不足的第一前磨牙顺利萌出（图7-19）。但是如果第一恒磨牙有近中移动倾向，可做预防性舌、腭弓维持牙弓长度。若发现唇颊肌张力过大，影响牙弓前段发育时，可制作唇挡，消除异常的肌张力，以便切牙唇向自行调整。

2. 中度拥挤的矫治　拥挤量为4~8mm的替牙期中度牙列拥挤的患者，一般不作早期处理，定期观察至恒牙期酌情矫治。

3. 严重拥挤的矫治　对于拥挤量>8mm、严重的混合牙列拥挤并有家族史拥挤倾

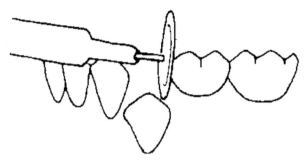

图 7 - 19　片切第二乳磨牙近中使间隙不足的第一前磨牙萌出

向的患者，在掌握全面诊断的基础上，可采用序列拔牙的方法，矫治应十分谨慎。具体步骤如下：

（1）拔除乳尖牙　当侧切牙萌出时严重拥挤、错位，约在 9 岁左右时拔除乳尖牙，让侧切牙利用拔牙间隙调整到正常位置。

（2）拔除第一乳磨牙　9 ~ 10 岁时拔除第一乳磨牙，使第一前磨牙尽早萌出。

（3）拔除第一前磨牙　序列拔牙的最终目的是拔除第一前磨牙，尽量让尖牙萌出到第一前磨牙的位置上。

（4）定期检查　在采取序列拔牙的同时，至少每半年必须摄取全口曲面断层片一张，取牙𬌗模型一副。定期观察患儿的牙𬌗生长情况，根据需要随时调整方案。

因为序列拔牙法疗程太长，常常可达 3 ~ 4 年，难以取得患者的合作，且对儿童全身与颌骨的发育常常估计不足，再加上采取序列拔牙法的病例，一般不太可能完全自行调整得很理想，常需要等到恒牙列期时再进行必要的矫治。所以，大部分学者不主张用该法来矫治牙列拥挤，宁可到恒牙列早期拥挤明确后，再作一次性矫治。

（四）反𬌗的早期矫治

早期反𬌗的患儿多为牙性或者肌性反𬌗，如前牙反𬌗为上下牙弓及颌骨矢状向不调的错𬌗，后牙反𬌗为上下牙弓及颌骨宽度不调的错𬌗。随着时间的增长，牙颌畸形会越来越严重，治疗也越来越困难，因此应尽早矫治以阻断畸形的发展。

1. 乳前牙反𬌗的矫治　常为多数乳前牙反𬌗。多数乳前牙反𬌗一般为下颌过度前伸所致的肌性反𬌗或伴上下切牙错位，应及早矫治。一般到 4 岁左右即可取得患儿的合作，如果治疗太晚（6 ~ 7 岁），乳牙牙根已开始吸收，则会给治疗带来困难。随着时间的增长，牙颌面畸形越来越严重，很可能导致安氏Ⅲ类骨性反𬌗。

（1）调𬌗　适用于乳前牙反𬌗，如反覆𬌗较浅的患儿，可采用调磨法矫治，即调磨下切牙切缘的唇侧部分、上切牙切缘的舌侧部分。但应特别注意的是，还需调磨磨耗不足的乳尖牙。此法有助于下颌运动时无𬌗干扰而回到正常的位置，并训练患儿不前伸下颌。

（2）下前牙塑料联冠斜面导板矫治器　用于功能性乳前牙反𬌗，反覆𬌗较深和反覆盖小的患儿。一般在 6 个下前牙上做下前牙联冠，向上伸一斜面到上切牙舌侧，斜面与上切牙长轴成 45°角以引导上切牙向唇侧，下颌后退至正常位置。但应注意斜面不能太平，如斜面太平，则垂直压入分力过大。嘱进食时必须戴矫正器，一般 1~2 周，可解除反殆。

（3）上颌殆垫式可摘矫治器　用于牙型或功能型，反覆殆中度，有足够后牙作抗基牙的患者。利用后牙殆垫解除前牙锁结关系，调整双曲舌簧推上前牙向唇侧。反殆一旦解除，立即调磨殆垫，7~10 天复诊，加力一次，戴矫治器进食，一般 3 个月内可完成矫治（图 7-20）。

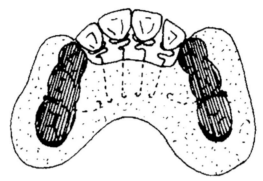

图 7-20　上颌殆垫式可摘矫治器

2. 恒前牙反殆的矫治　可为个别前牙反殆，主要原因是乳牙迟脱造成；也可为多数前牙反殆。

（1）咬撬法　适用于 1~2 个刚萌出的前牙反殆，反覆殆浅，有足够间隙的患者。在家长的监护下，用压舌板矫正，先将压舌板修整至其宽度窄于反殆牙牙冠，将压舌板一端置于反殆牙的舌面，施力于压舌板的另一端，其力大小以牙唇面龈组织稍发白色，患儿牙齿发胀为度。每天使用多次，每次 5~10 分钟，总时间为 1~2 小时，一般 2~3 周便可矫治反殆，也可采用斜面导冠进行矫正（图 7-21）。

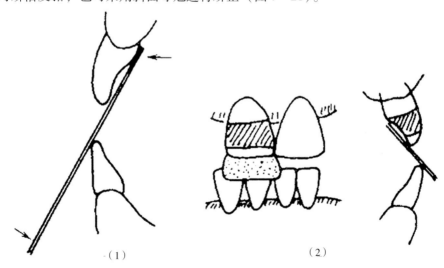

（1）　　　　　　　　　　　　　（2）

图 7-21　个别牙反殆的矫治
（1）咬撬法　（2）斜面导冠

（2）**下颌𬌗垫式矫治器** 适用于下前牙唇向错位伴有牙间隙的前牙反𬌗，利用𬌗垫解除锁结关系，双曲唇弓内收下前牙并关闭间隙，矫正前牙反𬌗。

（3）**上颌𬌗垫式矫治器** 适用于上前牙舌向倾斜并伴有轻度拥挤的反𬌗患者。利用双曲舌簧开展上颌前部牙弓，解除牙的锁结关系，矫正反𬌗，排齐上前牙。

3. 后牙反𬌗的矫治

（1）**个别后牙反𬌗** 一般由于早接触引起，可采用调𬌗方法。

（2）**单侧后牙反𬌗** ①调𬌗；②改正单侧咀嚼习惯；③单侧𬌗垫式可摘矫治器（图 7 - 22）；④用方丝弓矫治器。

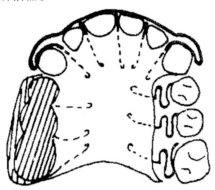

图 7 - 22　单侧后牙反𬌗矫治器

（3）**双侧后牙反𬌗** 此类患者上牙弓明显狭窄，可采用调𬌗、双侧扩弓的方法。①采用可摘矫治器：双侧上颌后牙平面𬌗垫，腭侧用分裂簧或螺旋扩大器，快速扩大已展开腭中缝，加上牙齿的颊侧移动，改正后牙反𬌗（图 7 - 23）。②固定矫治器：采用 W 形或四角圈簧扩弓矫治器（见图 6 - 73），扩大牙弓，纠正双侧后牙反𬌗。

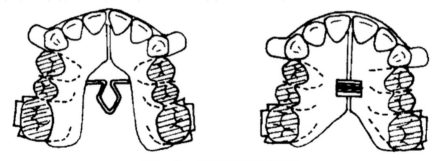

图 7 - 23　双侧后牙反𬌗矫治器

三、错𬌗畸形的早期生长控制

对生长高峰期及前期有严重颌骨发育异常、异常倾向和肌功能性畸形表现的儿童患者，在生长高峰期前后可采用牙颌面生长引导和颌骨矫形治疗的方法，促进或抑制颌骨的生长，改变其生长方向、位置和比例关系，引导牙颌面正常生长。根据作用力的来源，可将早期生长控制分为由口周力为力源的各种功能性矫治（详见第六章功能性可摘矫治器）和以口外力为力源的口外力矫形治疗。

常见的口外力矫形装置有三种：①口外前方牵引装置；②口外后方牵引装置；③口外垂直牵引装置（图 7 – 24、图 7 – 25、图 7 – 26）。

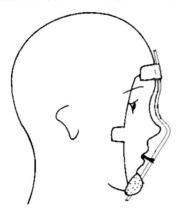

图 7 – 24　口外前方牵引装置

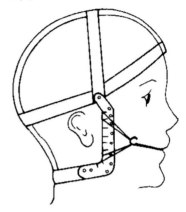

图 7 – 25　口外后方牵引装置

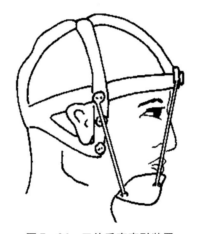

图 7 – 26　口外垂直牵引装置

目标检测

一、填空题

1. 错𬌗畸形的早期矫治主要包括_____、_____和_____。

2. 口腔不良舌习惯有_____、_____、_____。

3. 肌功能训练主要适用于生长发育期的儿童，常用的训练有_____、_____、_____、_____、_____。

4. 乳牙早失的诊断要点是_____、_____。

5. 乳牙滞留是指_____、_____、_____。

二、选择题

1. 正确的喂养方法是提倡母乳喂养，喂养的姿势约为（　　　）
   A. 30°左右的斜卧位或半卧位　　　　B. 45°左右的斜卧位或半卧位
   C. 90°左右的斜卧位或半卧位　　　　D. 120°左右的斜卧位或半卧位
   E. 180°左右的斜卧位或半卧位

2. 下列不属于预防性矫治范畴的是（　　　）
   A. 龋的早期治疗　　　　　　　　　　B. 口腔不良习惯的早期破除
   C. 乳牙早失的缺隙保持　　　　　　　D. 滞留乳牙的及时拔除
   E. 早期严重拥挤牙列的序列拔牙治疗

3. 有关儿童时期的预防，下列哪项错误（　　　）
   A. 养成良好的饮食习惯　　　　　　　B. 积极治疗龋病
   C. 防治疾病　　　　　　　　　　　　D. 忽视心理的维护
   E. 养成良好的口腔卫生习惯

4. 关于乳牙早失，说法错误的是（　　　）
   A. 下颌乳牙早失对恒牙列的影响不大
   B. 第一乳磨牙早失，如第一恒磨牙已建立中性咬殆关系，则牙弓长度不会缩小
   C. 乳牙早失，继承恒牙6个月之内萌出则影响不大
   D. 乳牙早失越早，错殆发生可能性越高
   E. 单纯上颌尖牙或下颌第二双尖牙错位常与第二乳磨牙早失有关

5. 乳牙早失的主要原因是（　　　）
   A. 磨耗　　　　　　　B. 楔状缺损　　　　　　C. 龋病
   D. 牙周病　　　　　　E. 以上都是

6. 乳牙早失，在维持缺牙间隙时应及时应用（　　　）
   A. 固定义齿　　　　　B. 缺隙保持器　　　　　C. 可摘局部义齿
   D. 全口义齿　　　　　E. 烤瓷冠

7. 下列除哪项外均是常用的缺隙保持器（　　　）
   A. 功能性缺隙保持器　　　　　　　　B. 丝圈式缺隙保持器
   C. 全口义齿式缺隙保持器　　　　　　D. 下颌固定舌弓缺隙保持器
   E. 导萌式缺隙保持器

8. 功能性缺隙保持器的制作与一般可摘局部义齿的不同点是（　　　）
   A. 不需牙体制备，不用人工牙
   B. 不需牙体制备，不用殆支托及颊侧基托
   C. 不需牙体制备，不用连接杆
   D. 不需牙体制备，应用殆支托及颊侧基托
   E. 以上均不正确

9. 乳牙滞留、继承恒牙已错位萌出，其处理原则是（　　　）

    A. 保留乳牙至恒牙完全萌出　　　　　B. 拔出错位萌出的继承恒牙

    C. 乳牙、恒牙一同拔除　　　　　　　D. 尽早拔除滞留的乳牙

    E. 以上都是

10. 为了防止恒牙的早萌，应佩戴（　　　　）

    A. 阻鼾器　　　　　　　B. 阻萌器　　　　　　　C. 生物调节器

    D. 肌激动器　　　　　　E. 正位器

11. 唇系带的附着位置在牙槽嵴唇侧，一般距龈缘（　　　　）

    A. 1～2mm　　　　　　B. 4～5mm　　　　　　C. 6～7mm

    D. 8～9mm　　　　　　E. 牙槽嵴顶部

12. 导致额外牙发生的原因是（　　　　）

    A. 年龄因素　　　　　　B. 后天因素　　　　　　C. 疾病因素

    D. 性别因素　　　　　　E. 遗传因素

13. 系列拔牙法的拔牙顺序是（　　　　）

    A. 第一期拔除乳尖牙，第二期拔除第一乳磨牙，第三期拔除第二前磨牙

    B. 第一期拔除乳尖牙，第二期拔除第一乳磨牙，第三期拔除第一前磨牙

    C. 第一期拔除第一乳磨牙，第二期拔除乳尖牙，第三期拔除第一前磨牙

    D. 第一期拔除乳尖牙，第二期拔除第二乳磨牙，第三期拔除第一前磨牙

    E. 第一期拔除第一乳磨牙，第二期拔除第二前磨牙，第三期拔除第一前磨牙

14. 乳前牙反𬌗的矫治，一般可取得患儿合作的年龄是（　　　　）

    A. 2岁左右　　　　　　B. 3岁左右　　　　　　C. 4岁左右

    D. 5岁左右　　　　　　E. 6岁左右

15. 咬下唇习惯易造成（　　　　）

    A. 深覆盖　　　　　　　B. 前牙开𬌗　　　　　　C. 后牙反𬌗

    D. 开𬌗　　　　　　　　E. 下颌前突

16. 对于呼吸道阻塞引起的口呼吸习惯，首要处理的是（　　　　）

    A. 教育儿童采用正确的鼻呼吸方法

    B. 用前庭盾改正口呼吸习惯

    C. 早期进行口呼吸导致的错𬌗畸形矫正

    D. 请耳鼻喉科治疗阻塞性呼吸道疾病

    E. 让患儿睡觉时戴上口罩

第八章　常见错𬌗畸形的矫治

 知识要点

　　1. 熟悉牙列拥挤的病因、临床表现、诊断及矫治方法。

　　2. 熟悉前牙反𬌗的病因、临床表现、诊断及矫治方法。

　　3. 熟悉前牙深覆盖、深覆𬌗的病因、临床表现、诊断及矫治方法。

　　4. 了解后牙反𬌗、锁𬌗、开𬌗的病因、临床表现、诊断及矫治方法。

　　错𬌗畸形是现代人群中较为常见的一种口腔疾病，亦是口腔三大疾病（龋病、牙周病及错𬌗畸形）之一，呈现出较高的患病率。临床常见的错𬌗畸形包括牙列拥挤、前牙反𬌗、前牙深覆盖、深覆𬌗、后牙反𬌗、锁𬌗及开𬌗等。

一、牙列拥挤

　　牙列拥挤是错𬌗畸形中最常见者，约占错𬌗畸形的 60% ~ 70%。牙列拥挤是由于牙量与骨量的不调，即牙量大于骨量所导致的错𬌗畸形，表现为牙齿的拥挤与错位。牙列拥挤分为单纯拥挤和复杂拥挤。单纯拥挤（图 8 - 1）表现为牙齿因间隙不足而排列错乱，并因此影响到牙弓的形态与咬合关系。单纯拥挤可视为牙性错𬌗，一般不伴颌骨及牙弓间关系不调，也少有口颌系统功能异常，磨牙关系多为中性，面型基本正常。复杂拥挤（图 8 - 2）除牙量与骨量不调造成的拥挤之外，还伴有上下颌骨及牙弓间关系

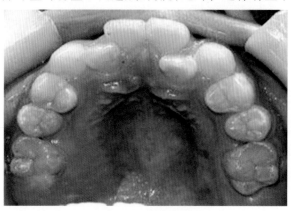

图 8 - 1　单纯拥挤

不调，并影响到患者的面型，部分患者可伴有不同程度的口颌系统功能异常。复杂拥挤时拥挤本身只是一个症状，并不是错殆的主要方面。

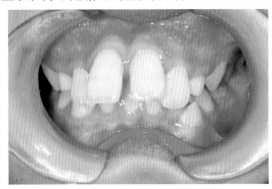

图 8 – 2　复杂拥挤

（一）病因

造成牙列拥挤的病因机制是牙量与骨量不调，牙量（牙齿总宽度）相对大，骨量（牙槽弓总长度）相对小，牙弓现有的弧形长度不足以容纳牙弓上的全部牙齿。牙量与骨量不调受遗传与环境两方面因素的影响。

1. 进化因素　人类在进化过程中，由于生活环境的变迁及食物结构的精细化，咀嚼器官呈现出逐步退化的趋势。各咀嚼器官的退化程度不同，肌肉退化最快，骨骼次之，牙齿最慢；因而颌骨容纳不下牙弓上的全部牙齿，表现为牙的拥挤与错位。这种不平衡的退化构成了人类牙列拥挤的种族演化背景。

2. 遗传因素　牙的数目、大小、形态受遗传控制较强，颌骨的大小、位置、形态在一定程度上也受遗传的影响。过大牙、多生牙及颌骨发育不足等因素造成的牙列拥挤与遗传因素有明显的关系。

另外，人类咀嚼器官以退化性性状的遗传占优势，是牙量与骨量不调发生率高的遗传基础。

3. 环境因素

（1）乳恒牙替换障碍　这是造成牙列拥挤发生的常见病因。乳牙早失，特别是第二乳磨牙早失造成的第一恒磨牙前移，导致牙弓长度的减小，恒牙萌出时因间隙不足而发生拥挤。乳牙滞留导致后继恒牙错位萌出而呈现拥挤。如乳尖牙滞留使恒尖牙错位萌出，乳磨牙滞留可使前磨牙自颊侧或腭（舌）侧萌出。

（2）口腔不良习惯　某些口腔不良习惯也可以造成牙列拥挤，例如长期咬下唇可造成下前牙舌倾，合并拥挤等。

（3）不合理的饮食结构　饮食结构对牙列拥挤的发生有一定的影响。长期食用精细柔软的食物可影响咀嚼功能的正常发挥，从而影响颌面部的正常发育，造成牙量与骨量不调。

（二）临床表现

1. 牙齿拥挤与错位　牙齿呈现不同方向的重叠排列，牙弓形态不规则。

2. 牙体、牙周组织变化　牙齿拥挤错位可导致口腔局部自洁作用差，容易诱发龋病、牙髓病、根尖周病及牙周病，严重时可伴有咬合创伤，导致牙齿松动脱落。

3. 咬合关系　上前牙唇向错位可导致前牙覆盖过大，舌向错位可使前牙呈反𬌗关系；后牙拥挤错位可造成后牙对𬌗、反𬌗及锁𬌗等，严重者由于𬌗关系紊乱，可影响口颌系统功能，导致颞下颌关节紊乱综合征。

4. 面形的改变　单纯拥挤对患者面形无明显影响。若牙列拥挤与其他类型的错𬌗同时存在，或严重拥挤错位，可不同程度地影响面部美观，严重者可造成口唇闭合困难，开唇露齿。

5. 口腔功能　牙列拥挤因导致上下牙弓𬌗关系紊乱而不同程度地影响口腔功能。

（三）诊断

1. 牙列拥挤的分度　牙列拥挤根据其拥挤的严重程度分为轻、中、重三度。

（1）轻度拥挤（Ⅰ度拥挤）　拥挤程度较轻，牙列拥挤程度不超过4mm。

（2）中度拥挤（Ⅱ度拥挤）　拥挤程度较重，牙列拥挤程度在4~8mm之间。

（3）重度拥挤（Ⅲ度拥挤）　拥挤程度严重，牙列拥挤程度超过8mm。

2. 牙列拥挤度的测量分析　牙列拥挤程度的确定可通过模型测量分析，直接由牙弓应有弧形长度与牙弓现有弧形长度之差，或可用间隙与必需间隙之差得出，即为牙弓的拥挤程度。

（四）矫治方法

1. 替牙期牙列拥挤的矫治　替牙期牙列拥挤的矫治重点在于对乳恒牙的替换过程进行监控，促进牙列与𬌗的正常发育，是预防性矫治和阻断性矫治的内容。矫治内容主要包括：

（1）乳牙龋病的预防和治疗。

（2）口腔不良习惯的及早破除。

（3）暂时性错𬌗，包括前牙暂时性拥挤的观察。

（4）多生牙、埋伏牙及外伤牙的处置。

（5）乳牙早失的间隙保持。

（6）乳牙滞留的适时拔除。

（7）第一恒磨牙前移时的间隙恢复。

（8）严重拥挤时的序列拔牙。

（9）影响颌骨发育的错𬌗（如前牙反𬌗）的早期矫治，防止拥挤的发生。

2. 恒牙期牙列拥挤的矫治　牙列拥挤的病因机制为牙量与骨量的不调，牙量相对较大，而骨量相对较小。因此，牙列拥挤的矫治原则是：应用各种正畸手段减少牙量或

（和）增加骨量，使牙量与骨量趋于协调；同时要兼顾牙、颌、面三者之间的协调性、稳定性及颜面部美观。

（1）扩大牙弓　主要方法有推磨牙向远中，唇向移动切牙和宽度扩展等。

1）推磨牙向远中：向远中移动上颌第一恒磨牙，每侧可以获得 3～6mm 的间隙；直立下颌磨牙，每侧可以获得1mm 的间隙。临床常用的方法是推上颌磨牙向远中。

适应证：①因第一恒磨牙前移造成的轻度牙列拥挤；②磨牙远中关系；③第二恒磨牙未萌或初萌尚未建𬌗；④最好无第三恒磨牙。

矫治器：推磨牙向远中的矫治力可以来自口外，也可以来自口内；可以采用固定矫治器，也可以选用可摘矫治器。一般来说，固定矫治器的矫治效果比可摘矫治器好。

a. 口外弓：口外弓由内弓和外弓组成。内弓与牙弓形态基本一致，内弓的前部应离开切牙 2～3mm，内弓用直径 1.2mm 的不锈钢丝弯制。外弓常用直径 1.5mm 的不锈钢丝弯制，在切牙区与内弓平行重叠焊接，自侧切牙远中弯向口外，两末端弯曲成钩。使用时将口外弓通过橡皮圈挂在头帽上（图 8－3）。

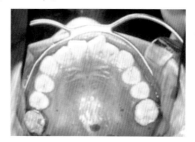

图 8－3　口外弓

在内弓两端相当于磨牙颊面管的近中弯制欧米伽曲作为阻止点（图 8－4），或者在内弓相当于前磨牙处焊一阻止点，在阻止点与颊面管近中端之间置入开大型螺旋弹簧，内弓在牵引力的作用下弹性推动磨牙向远中（图 8－5）。若单侧推磨牙或双侧推磨牙的距离不等时，可选用非对称性口外弓（图 8－6）。使用口外弓推上颌磨牙向远中时，使用的牵引力每侧为 300～500g，每天戴用时间至少为 12 小时，并且应根据患者的面部垂直发育状况调整牵引力的方向（图 8－7），高角病例应采用高位牵引（见图 6－75），低角病例使用颈（低位）牵引（见图 6－74），下颌平面角适中的病例使用水平牵引（见图 6－76）。

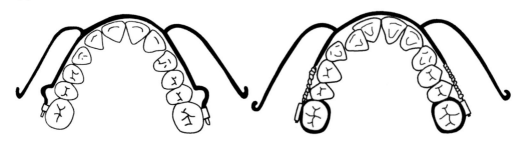

图 8－4　口外弓推磨牙向远中（欧米伽曲）　　　图 8－5　口外弓推磨牙向远中（弹簧）

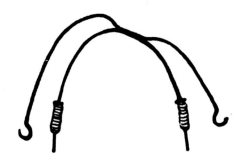

图8-6　非对称性口外弓

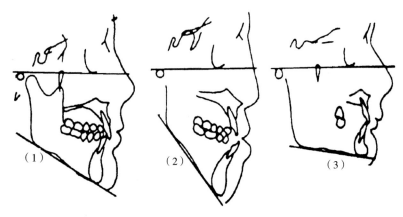

图8-7　错𬌗畸形的垂直向骨面型分类

（1）正常型　　（2）高角型　　（3）低角型

知识链接

垂直向骨面型与口外牵引

　　面部垂直方向的发育有三种情况，通常以下颌平面的陡度来区分：①高角型：下颌平面陡，下颌角大；②低角型：下颌平面平，下颌角正常或较小；③适中型：下颌平面适中。正畸矫治行口外牵引时应根据患者的面部垂直发育状况调整牵引力的方向。低位牵引多用颈带做支抗，将磨牙向远中移动；水平牵引是最常用的一种口外牵引形式，以头、颈做支抗部位，主要作用是使磨牙向远中移动；高位牵引是以头部作为支抗部位，使磨牙轻度的远中移动。

　　b. 口内可摘式矫治器：牙弓轻度拥挤时，可采用活动矫治器推磨牙向远中（图8-8）。该矫治器由腭侧基托、改良箭头卡和指簧构成。推磨牙向远中的支抗来自于腭侧基托、前磨牙和前牙，为了增强支抗、防止前牙唇倾，前牙处的唇弓做成塑料式并与前牙紧密接触，起到类似唇挡的作用。活动矫治器常与口外弓联合使用。

　　c. 口内固定式矫治器：推上磨牙向远中的口内固定式矫治器中，有代表性者为

"摆"式矫治器（图8-9），其后移磨牙的弹簧曲由直径0.8mm的TMA丝弯制而成，并用改良的腭部Nance弓增加支抗，不需要使用口外弓。

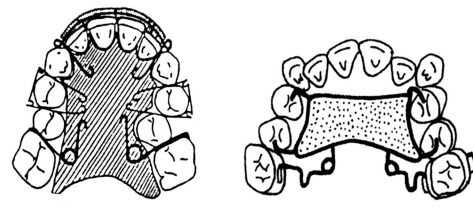

图8-8　可摘矫治器推上磨牙向远中　　　　图8-9　"摆"式矫治器

d. 远中直立下磨牙装置：远中直立下磨牙有多种方法，例如固定矫治器的磨牙后倾曲、螺旋弹簧（图8-10）、下颌舌弓（图8-11）、下颌唇挡（图8-12）等。这些方法常需配合使用Ⅲ类颌间牵引，以防止可能出现的下切牙唇倾。

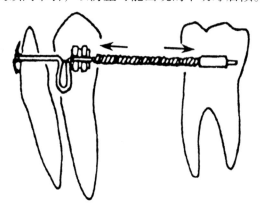

图8-10　螺旋弹簧直立并推下颌磨牙向远中

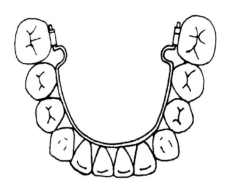

图8-11　下颌舌弓矫治器直立下颌磨牙

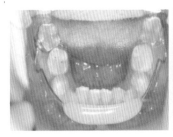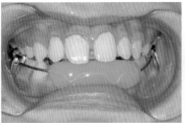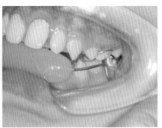

图 8 – 12　下颌唇挡直立下颌磨牙

2）唇向移动切牙：切牙切端唇向移动 1mm，可以获得 2mm 间隙。可以在固定矫治器上以垂直加力单位唇向开展前牙（图 8 – 13），或在磨牙颊面管近中弯制欧米伽曲并使弓丝前部未入槽时与前牙唇面离开 1mm 左右的间隙（图 8 – 14）。由于唇向移动切牙可导致切牙唇倾，牙弓突度增加，覆𬌗变浅，临床仅用于切牙舌倾、覆𬌗较深的牙列拥挤病例。唇向移动切牙多使用固定矫治器完成。

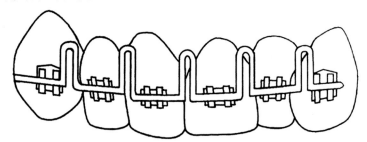

图 8 – 13　垂直加力单位唇向移动切牙

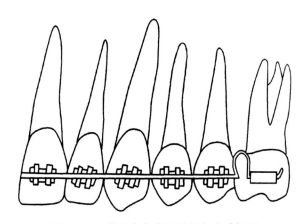

图 8 – 14　带欧米伽曲弓丝唇向移动切牙

3）牙弓宽度扩展：牙列拥挤患者的牙弓宽度往往比无拥挤者窄，使用扩大基骨和牙弓宽度的方法可获得牙弓间隙，排齐拥挤的牙齿，并且可以保持较稳定的效果。宽度扩展有三种类型：矫形扩展、正畸扩展和功能性扩展。

a. 矫形扩展：矫形扩展即上颌腭中缝扩展，刺激骨缝内新骨沉积。使用最多的是 Hass 矫治器（图 6 – 70、图 8 – 15）和 Hyrax 矫治器（图 6 – 71、图 8 – 16）。

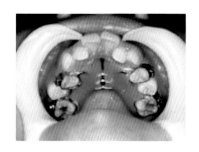

图 8 – 15　Hass 矫治器扩展腭中缝

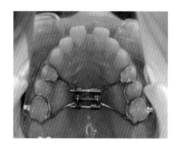

图 8 – 16　Hyrax 矫治器扩展腭中缝

适应证：①骨性牙弓狭窄造成的牙列拥挤患者或者伴有后牙反𬌗病例；②上颌发育不足需进行前方牵引的安氏Ⅲ类错𬌗患者，可合并使用腭中缝扩展；③8～14 岁的替牙期和恒牙早期患者。在牙列宽度扩展时，年龄越小，骨缝扩开的作用越明显，产生牙周并发症的可能性越小，并且能使颅面生长发育趋于正常化。

扩展速度：矫形扩展按照腭中缝扩展的速度分为快速腭中缝扩展和慢速腭中缝扩展。①快速腭中缝扩展：每日将螺旋器开大 0.5～1.0mm（每日旋转至少 2 次，每次1/4圈），连续 2～3 周，使腭中缝迅速打开，然后将螺旋开大器结扎固定约 3～4 个月，使新骨在扩开的中缝处沉积。②慢速腭中缝扩展：每周仅将螺旋器打开 1.0mm（每两天旋转 1 次，每次旋转 1/4 圈），在 2～3 个月内逐渐使腭中缝扩开，同样将螺旋开大器结扎固定约 3～4 个月。去除扩大器时两种方式都要用可摘矫治器保持一年以上，或者采用固定矫治器继续治疗并维持扩展效果。快速扩弓和慢速扩弓都可获得相同的作用效果，但慢速扩弓更符合骨的生理反应。

扩展效果：腭中缝扩展可使磨牙区宽度增大 10mm，上牙弓周长增加 4mm 以上，远期效果较稳定。

儿童生长发育快速期的预测方法

生长发育快速期的预测方法：①年龄：女性在 10～14 岁，男性在 12～16 岁时处于青春生长迸发期，它只能提示生长迸发期出现的可能性；②身高：面部生长高峰与身高增长高峰是一致的，每年定期测量儿童的身高，绘制身高变化率曲线，可大致预测青春生长高峰期是否来临；③第二性征的出现通常预示着青春期的开始，女性青春期持续约 3 年，男性约持续 5 年；④牙龄；⑤骨龄：骨发育状况是分析青春期生长迸发期较准确的评价指标，临床上常用的是手腕骨和颈椎骨，一般拍摄左手手腕骨。青春生长迸发期与正畸治疗关系密切，例如骨性上颌狭窄的患儿，在生长高峰期之前进行快速扩弓，可取得预期的效果。

b. 正畸扩展：正畸扩展是使用扩弓矫治器通过后牙向颊侧倾斜移动使牙弓宽度扩大，每侧可获得 1～2mm 的间隙，常用于恒牙期青少年或成年人。上颌常选用四角圈簧扩弓矫治器（见图 6－73）、上颌分裂簧分裂基托扩弓矫治器（见图 6－72）和上颌分裂基托扩弓螺旋器（图 8－17）。

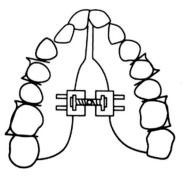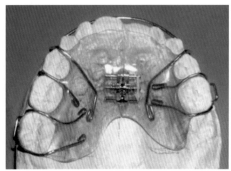

图 8－17　上颌分裂基托扩弓螺旋器

c. 功能性扩展：牙弓内外的唇颊肌及舌肌功能会影响牙弓的生长发育及形态大小。使用功能调节器（FR），由于颊屏及唇挡去除了颊肌、唇肌对牙弓的压力，在舌体的作用下，牙弓的宽度得以开展，牙弓宽度可增加 4mm（图 8－18）。此种治疗方法需要从替牙早期开始持续到青春快速期。

（2）拔牙矫治　拔牙矫治常用于重度牙列拥挤的病例，通过减少牙量达到牙量与骨量相协调的目的。

1）正畸拔牙原则

a. 拔牙保守原则：对正畸拔牙应采取慎重态度，决定是否拔牙要经过细致的模型分析和 X 线头影测量分析，同时还要尊重患者及家长的意见。临界病例尽量不拔牙，必要时保守治疗 3～6 个月后再决定是否拔牙。

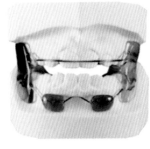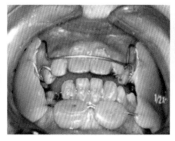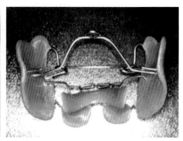

图 8-18　功能调节器

b. 病患牙优先拔除原则：拔牙前应进行常规的口腔检查，并在全颌曲面断层 X 线片上对牙体、牙周膜及牙槽骨全面进行评估，并确定是否存在埋伏牙、多生牙、先天缺失牙、短根牙、弯根牙及严重龋坏牙等，应尽可能先拔除病患牙。

c. 左右对称拔牙原则：上颌单侧拔牙应格外慎重，单侧拔牙往往使上颌中线偏向一侧，将对面型美观有较大影响，一般情况下拔牙应遵循"左右对称"的原则。下颌由于四个切牙大小相近，又有上前牙的覆盖，拔除一个切牙对牙弓的对称性和面型影响较小，有时为简化疗程可拔除单个下切牙。

d. 上下协调拔牙原则：在多数情况下，一个牙弓拔牙后，对颌牙弓也需要拔牙，使上下牙弓的牙量保持协调一致，尽可能得到良好的咬合关系。

2）常见拔牙模式：临床上，最常拔除的是第一前磨牙。其原因是：①第一前磨牙位于牙弓的中段，可以为矫治就近提供间隙；②咀嚼中心位于第一恒磨牙附近，拔除第一前磨牙对咀嚼功能的影响较小；③第一前磨牙位于口角线后面，对美观无明显影响；④第一前磨牙殆面沟窝相对较多，患龋率较高。

a. 拔除四个第一前磨牙：临床最常用的拔牙模式，可以为前牙拥挤、前突提供最大限度的可利用间隙。适用于：①安氏 I 类拥挤或双牙弓前突病例；②安氏 II 类 1 分类伴下前牙拥挤或前突的病例；③安氏 III 类错殆伴上前牙拥挤的病例。

b. 拔除四个第二前磨牙：适用于：①牙列拥挤或牙弓前突较轻的安氏 I 类边缘病例，特别是下颌平面角较大、前牙开殆或有开殆倾向者；②第二前磨牙完全舌向或颊向错位，为简化治疗，缩短疗程；③牙齿发育异常者，如畸形中央尖等。

c. 拔除上颌两个第一前磨牙：适用于安氏 II 类 1 分类，上前牙前突及拥挤明显，而下前牙排列位置基本正常者。

d. 拔除下颌两个第一前磨牙：适用于上颌发育基本正常，下前牙拥挤的安氏 III 类错殆患者。

e. 拔除上颌两个第二前磨牙、下颌两个第一前磨牙：适用于安氏 III 类错殆，上前牙拥挤不甚严重的患者。

f. 拔除上颌两个第一前磨牙、下颌两个第二前磨牙：适用于上颌前牙前突拥挤明显，下前牙轻度拥挤或唇倾、磨牙呈远中关系的安氏 II 类 1 分类错殆患者。

g. 拔除下切牙：适用于单纯下前牙拥挤，可简化疗程，得到快速稳定的结果；也用于上下前牙 Bolton 指数不协调，如上颌侧切牙过小时。安氏Ⅲ类错𬌗有时拔除一个下切牙，能建立前牙正常覆盖关系并能保持稳定。

3）矫治器：拔牙矫治宜采用固定矫治器。固定矫治器不仅能三维地控制牙的位置，而且能在关闭拔牙间隙的同时，通过支抗控制调整前后牙的移动比例，最终建立正常的磨牙关系和前牙覆𬌗覆盖关系。

知识链接

决定正畸拔牙时应考虑的因素

决定正畸拔牙应考虑的因素包括以下几个方面：①牙列拥挤度：拥挤度越大，拔牙的可能性越大；②牙弓突度：切牙越前突，拔牙的可能性越大；③Spee 曲线曲度：每整平 1.0mm Spee 曲线，需要 1.0mm 的牙弓间隙；④支抗磨牙的前移：矫治力作用于支抗磨牙，难以避免地会出现不同程度的磨牙前移，造成可用牙弓长度减少，在确定拔牙时应考虑到磨牙前移占去的拔牙间隙；⑤垂直骨面型：在正畸拔牙问题上，高角病例和低角病例有不同的考虑，高角病例拔牙标准可以适当放宽，低角病例拔牙要严格掌握；⑥上下磨牙、尖牙的关系，中线矫正：正畸拔牙后的间隙可提供前后牙之间、上下牙之间及左右侧之间的差别移动，达到矫正磨牙、尖牙关系和纠正中线的目的；⑦矢状骨面型：当上下颌牙弓矢状关系协调，如果需要拔牙，通常是上下牙弓同时对称性拔除（除非 Bolten 指数不调）；⑧面部软组织侧貌：在确定拔牙与不拔牙矫治时，不能忽视对软组织侧貌、特别是鼻-唇-颏关系的分析与评价；⑨Bolton 指数：Bolton 指数反映了上颌牙齿和下颌牙齿之间的牙量比例匹配关系，如果指数明显异常时，则倾向于上下不对称性拔牙矫治。

（3）邻面去釉　轻、中度牙列拥挤，在拔牙或不拔牙的边缘病例，应选择合适的手段，能不拔牙者尽可能不拔牙。在严格掌握适应证和遵循规范的操作程序的前提下，也可以采用邻面去釉的方法。邻面去釉一般是针对第一恒磨牙之前的所有牙齿。邻面去除釉质的厚度仅为 0.25mm，每个牙的两邻面去釉可得 0.5mm，在两侧第一恒磨牙之间所有牙的邻面去釉共可得到 5~6mm 的牙列间隙。

1）适应证：①轻、中度牙列拥挤，特别是不宜拔牙的低角病例；②上、下牙弓牙的大小比例失调；③牙齿的宽度较大，牙冠形态呈切缘或𬌗面较宽，颈缘窄，邻面接触点近𬌗向的牙齿；④成年患者；⑤口腔健康状况良好，龋坏牙少。

2）治疗程序：邻面去釉必须遵循正确的操作程序。

a. 固定矫治器排齐牙齿，使牙齿之间接触关系正确。

b. 根据拥挤（或前突）的程度确定去釉的牙数，去釉的顺序从后向前。

c. 使用粗分牙铜丝或开大型螺旋弹簧，使牙的接触点分开，便于去釉操作。最先分开的牙多为第一磨牙和第二前磨牙。

d. 使用弯机头，用细钻去除邻面 0.2~0.3mm 釉质，并进行外形修整。同时对两个牙的邻面去釉。操作时在龈乳头上方颊舌向置直径 0.020 英寸的钢丝，保护牙龈和颊、舌组织，去釉面需涂氟防龋。

　　e. 在弓丝上移动螺旋弹簧，将牙列近中的牙齿向去釉获得的间隙移动。复诊时，近中牙的近中接触点又被分开，重复去釉操作（图 8 - 19）。

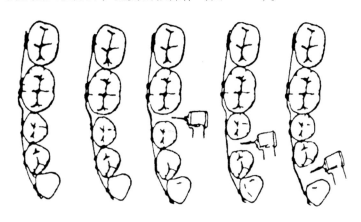

图 8 - 19　邻面去釉

　　f. 随着去釉的进行，牙齿逐渐后移，并与支抗牙结扎为一体。整个过程中不用拆除弓丝，当获得足够的间隙后前牙能够排齐。

　　g. 整个治疗时间约为 6 ~ 12 个月。

　　3）操作注意事项：

　　a. 操作过程中，应注意保护好牙龈乳头和唇颊舌侧组织。

　　b. 去釉的顺序一般为从后向前。

　　c. 对于上、下牙量不调者，必须削磨邻面时，要分次进行，并做脱敏处理。

　　d. 注意修整邻面形态，并用细砂纸磨光，用含氟牙膏刷牙。

　　e. 告知患者注意保持口腔卫生。

知识链接

邻面去釉的可行性和必要性

　　可行性：Begg 提出石器时代人类拾面和邻面磨耗反映了人类真正的牙列情况。古代人吃粗糙、较硬的食物，造成邻面自然磨耗较大；而现代人食物精细、较软，牙邻面缺少自然磨耗。人为适度地减少邻面釉质厚度对牙的生理功能和发育并无害处，因此邻面去釉是符合生理的。

　　必要性：对于轻、中度拥挤的成年人，采取扩弓技术会改变口腔内外肌肉形成的平衡，比较困难且易复发。邻面去釉能较快解决牙列拥挤问题。对于边缘病例，特别是低角病例，邻面去釉可作为较好的辅助矫治方法，既能减少牙量，又具有不拔牙的优点。Bolton 指数异常时采用邻面去釉，根据比率决定磨削量，导致上下牙弓尖窝关系及覆盖覆拾关系达到正常范围。

二、前牙反𬌗

前牙反𬌗是我国儿童常见的一种错𬌗畸形。傅明魁等的调查结果显示，乳牙期、替牙期和恒牙期的患病率分别为 14.94%、9.65% 和 14.98%。前牙反𬌗对患者的口腔功能、颜面美观和心理健康有较大的影响，并随患者的年龄增长而症状逐渐加重。前牙反𬌗有个别前牙反𬌗（图 8-20）及多数前牙反𬌗（图 8-21）。个别前牙反𬌗是一种症状，常常合并于牙列拥挤。多数前牙反𬌗是指三个以上的上颌前牙与下颌前牙呈反𬌗关系，这是一种错𬌗类型。本节所讨论的"前牙反𬌗"是指多数前牙反𬌗。

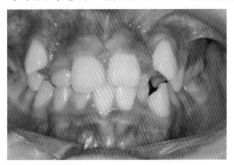

图 8-20　个别前牙反𬌗

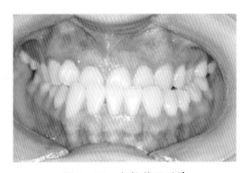

图 8-21　多数前牙反𬌗

前牙反𬌗时，磨牙关系多数为近中，称为安氏 Ⅲ 类错𬌗；少数情况下磨牙关系为中性，为安氏 Ⅰ 类错𬌗。磨牙关系不同，前牙反𬌗的严重程度也有所差别，但治疗原则却大致相同。

（一）病因

1. 遗传因素　前牙反𬌗有明显的家族遗传倾向。遗传性前牙反𬌗，合并下颌前突，具有明显的家族背景，且下颌骨及颜面畸形异常显著。据有关资料统计，近半数的前牙反𬌗患者一至三代的血缘亲属中有类似错𬌗存在。

2. 先天性疾病　先天性唇、腭裂是前牙反𬌗的重要病因之一。唇、腭裂影响了上颌骨的发育，唇、腭裂术后由于瘢痕组织对颌骨发育有一定限制，易造成前牙反𬌗或全牙列反殆、近中错殆。

其他一些先天性疾病如先天性梅毒可引起上颌骨发育不足，先天性巨舌症可造成下颌骨发育过大，上颌恒牙先天缺失也常伴有前牙反殆。

3. 后天原因

（1）全身性疾病　垂体功能亢进产生过量的生长激素，可表现出下颌前突、前牙或全牙弓反殆。佝偻病患者维生素 D 缺乏，影响钙磷代谢而使骨代谢紊乱，可因下颌骨发育畸形表现出前牙反殆、开殆畸形。

（2）呼吸道疾病　慢性扁桃腺炎，腺样体增生、肥大，为保持呼吸道通畅和减小压迫刺激，舌体常向前伸并带动下颌向前，形成前牙反殆、下颌前突。

（3）替牙期局部障碍

1）乳磨牙邻面龋：乳磨牙邻面龋使牙冠近远中径减小，牙的位置发生改变，形成早接触和殆干扰，容易诱发下颌关闭路径向前或向前侧方改变，形成前牙反殆，或者前牙及一侧后牙反殆。

2）上颌乳切牙早失：因缺少功能刺激，影响该部位齿槽骨的发育，恒侧切牙萌出时位置常偏向舌侧而与对颌牙产生早接触，诱发下颌闭合时向前移位，形成前牙反殆。

3）多数乳磨牙早失：因被迫用前牙咀嚼食物，下颌逐渐向前移位，日久形成下颌前突、前牙反殆。

4）上颌乳切牙滞留：恒切牙常被迫腭侧萌出，与对颌牙形成反殆关系。

5）乳尖牙磨耗不足：乳尖牙磨耗不足、高出殆平面，为避免上、下颌乳尖牙可能产生的早接触，下颌将向前方或侧方移动，形成前牙反殆或前牙及一侧后牙反殆。

6）上恒切牙先天缺失：如常见上颌侧切牙先天缺失，可引起上颌前部发育不足，形成前牙反殆。

（4）口腔不良习惯　伸舌、吮指、咬上唇、下颌前伸习惯及不正确人工喂养都可造成前牙反殆、下颌前突。

（二）临床表现

1. 殆关系异常　大多数情况下前牙反殆常涉及 6 个上前牙或 4 个切牙，磨牙关系多数为近中。反殆涉及一侧后牙时，可以表现为下颌偏斜。上前牙常有不同程度的拥挤，下前牙一般拥挤较轻，下牙弓多大于上牙弓。

2. 颌骨发育与颅面关系异常

（1）下颌生长过度，下颌整体位置前移，颞下颌关节、升支、下颌角、颏部都靠前。

（2）上颌向前发育不足，上颌长度减小，位置后缩。

（3）由于上颌向前发育不足，上颌与颞下颌关节位置相对靠拢，面中 1/3 凹陷，呈现安氏Ⅲ类骨面型。

（4）后颅底相对于前颅骨向前向下倾斜，颅底位置促进了下颌前突。

（5）上中切牙唇向倾斜，下前牙舌倾，以代偿前牙反殆关系。

3. 面部软组织 前牙反𬌗时面部软组织厚度发育基本正常，并可见到唇部、颏部软组织厚度改变以代偿相应部位的骨骼畸形。然而，由于参与代偿的部位和代偿量有限，不可能掩盖其颌骨关系的异常，软组织侧貌仍呈明显的Ⅲ类。

4. 口颌系统功能异常 咀嚼肌活动不协调，造成咀嚼节律的紊乱，咀嚼效能减低。有关研究结果显示，前牙反𬌗患者的咀嚼效率约为正常𬌗者的1/2，严重时可导致颞下颌关节功能紊乱。

（三）诊断

1. 根据牙𬌗关系分类 安格尔根据磨牙关系将前牙反𬌗分为安氏Ⅰ类错𬌗和安氏Ⅲ类错𬌗（图8-22）。磨牙关系中性的前牙反𬌗称为安氏Ⅰ类错𬌗，磨牙关系近中的前牙反𬌗称为安氏Ⅲ类错𬌗。

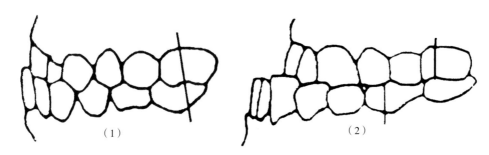

（1） （2）

图8-22　前牙反𬌗的牙𬌗分类
（1）安氏Ⅰ类错𬌗　（2）安氏Ⅲ类错𬌗

2. 根据致病机制分类

（1）**牙源性（牙性）** 由于牙齿萌出、替换过程中的障碍，导致上下切牙位置异常，造成单纯前牙反𬌗。磨牙关系多为中性，颌骨颜面基本正常，又称为骨骼Ⅰ型反𬌗。牙性反𬌗矫治容易，预后良好。

（2）**功能性（肌能性）** 凡后天获得，神经-肌肉参与，下颌向前移位所形成的安氏Ⅲ类错𬌗称为功能性Ⅲ类错𬌗或假性安氏Ⅲ类错𬌗。咬合干扰和早接触是诱发功能性前牙反𬌗的主要原因。此外，由后天因素如口腔不良习惯、不正确哺乳、扁桃腺肥大等引起的下颌位置前伸而形成的前牙反𬌗也属于功能性反𬌗。功能性前牙反𬌗，磨牙关系多为轻度近中，一般反覆盖较小，反覆𬌗较深，下颌骨大小、形态基本正常，但位置前移，呈现出轻度的下颌前突和Ⅲ类骨面型。下颌可以后退至上下前牙切对切关系。功能性前牙反𬌗的治疗反应较好，预后较佳。如功能性前牙反𬌗不进行及时矫治可转化为骨性反𬌗。

（3）**骨骼性（骨性）** 由于上、下颌骨生长不均衡造成的颌间关系异常。表现为下颌发育过度、上颌发育不足，磨牙近中关系，前牙反𬌗，Ⅲ类骨面型显著，下颌前突且不能后退至前牙切对切关系。骨性前牙反𬌗又称为真性Ⅲ类错𬌗或真性下颌前突，矫治难度较大，有时需要配合外科手术（图8-23）。

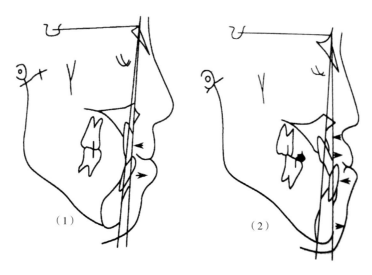

图 8 - 23　前牙反𬌗的骨性分类

(1) 骨骼 I 型　　(2) 骨骼 III 型

鉴别牙性错𬌗与骨性错𬌗的方法

　　在正畸临床上，通常要区分患者的错𬌗是属于牙性还是骨性的，这是确定矫治计划的关键。牙性错𬌗畸形应使用正畸力治疗；而对于骨性错𬌗，则应早期使用矫形力。成人的骨性错𬌗必须用手术的方法解决。例如下颌前突的患者，如果是牙性反𬌗，面部形态无畸形，后牙为中性𬌗关系，让患者后退下颌，上下前牙呈切对切关系；如是骨性，则表现为后牙为明显的 III 类错𬌗，下颌不能后退至前牙切对切关系，患者 III 类骨面型显著。

（四）矫治方法

前牙反𬌗有随生长发育逐渐加重的趋势，故早期矫治尤为重要。

1. 矫治计划　不同发育时期的患者治疗目的和矫治方法有所不同。

（1）乳牙期　乳牙期牙性反𬌗和功能性反𬌗病例比较常见，颌骨畸形一般不明显。许多简单的可摘矫治器和功能性矫治器都能收到很好的效果。

乳牙期矫治的目的在于：①恢复下颌正常咬合位置，改善骨面型；②解除前牙反𬌗，促进上颌发育，抑制下颌过度发育生长。

乳牙期最佳矫治年龄在 3 ~ 5 岁，疗程一般为 3 ~ 5 个月。少数骨骼畸形比较明显的病例治疗比较复杂，需要配合使用口外力，疗程也长一些。

一般认为乳牙反𬌗不经矫治半数以上将发展为恒前牙反𬌗，且症状会有所加重；乳牙反𬌗矫正后，恒牙反𬌗的可能性减小，即使发生，症状大多较轻。

（2）替牙期　替牙期反𬌗从整体上看是功能性与骨骼性的混合畸形，因此要区别患者现有错殆类型并预计错殆的发展趋势。替牙期反殆的治疗复杂而多变，是前牙反殆矫治的关键期。

1）无论是哪种类型的反殆，首先要通过上、下前牙或上、下颌的移动解除前牙反殆关系，以利于上、下颌骨的生长趋向正常，防止骨性前牙反殆的发生或发展。前牙反殆矫正之后要密切观察替牙过程，防止反殆的复发。

a. 对功能性反殆患者，原则上不拔牙，通过调整上、下切牙倾斜度，使前牙得到正常覆盖。但有时为了舌向移动下前牙以解除反殆，需要对下颌乳尖牙减径。

b. 对有骨性反殆趋势的患者，需依靠 X 线投影测量分析判断反殆机制是上颌还是下颌。对于上颌发育明显不足的患者可采用前方牵引矫治。下颌生长超过上颌者，治疗难度较大，尽可能通过上下前牙的代偿，必要时可以适当前牵上颌，并在观察期中使用颏兜抑制下颌过度向前生长。反殆的解除常需要拔除两侧下颌第一前磨牙，若诊断明确时可以开始拔牙。

2）替牙期反殆伴有拥挤或有拥挤趋势的患者，只要拥挤不影响反殆的矫治，不要急于减数，特别是上颌牙列的减数。如上颌牙列明显拥挤，不拔牙不能解除拥挤的患者，尽管下牙弓并不拥挤，最终也必须拔除四个前磨牙。为缩短疗程，可以在替牙期开始拔牙，在矫正反殆的同时，解除拥挤、排齐牙列并调整磨牙关系。

（3）恒牙早期　此期或多或少伴有骨性畸形。由于恒牙早期颌骨和牙殆的发育大部已完成，很难通过改变生长来调整颌骨关系，移动颌骨的可能性也不大，口外力已不常使用。治疗的目的是通过牙齿位置的改变建立适当的覆殆覆盖关系，掩饰已存在的骨畸形，为此常常需要减数拔牙，并且采用固定矫治器。拔牙的选择取决于两个因素：

1）拥挤度：如果上牙列明显拥挤，生长潜力又不大，可以减去四个前磨牙，在矫正反殆的同时调整磨牙关系。如果上牙列不存在拥挤，可以减数下颌两个前磨牙，或者一个下切牙，矫治前牙反殆而不考虑磨牙关系调整。

2）牙弓突度：对双牙弓前突型的前牙反殆患者，即使牙弓中并不存在拥挤，也宜减数四个前磨牙，在矫正前牙反殆的同时，减少牙弓突度，调整磨牙关系。

恒牙早期较严重的骨骼Ⅲ型反殆需要在成年之后进行外科正畸。

2. 矫治方法

（1）调磨乳尖牙　乳牙反殆的患者，乳尖牙常常磨耗不足，分次磨改乳尖牙的牙尖，可以纠正乳前牙反殆，达到矫治目的。

（2）上颌殆垫式矫治器　主要适用于乳牙期、替牙期以牙齿因素为主的前牙反殆。患者反覆殆较浅、反覆盖较大，上前牙牙轴较直并可有轻度拥挤不齐。伴有双侧后牙反殆时，可以在矫治器上设计分裂簧开展上牙弓。恒牙早期需要减数矫治的前牙反殆病例，也可以配合使用上颌殆垫式矫治器（见图 6 - 31）。

（3）下前牙塑料联冠斜面导板矫治器　适用于乳牙期以功能因素为主的前牙反殆病例，患者反覆殆较深、反覆盖不大、牙列较为整齐、不伴有拥挤（见图 6 - 39）。

（4）下颌殆垫矫治器　适用于替牙期和恒牙早期因下前牙唇向错位伴有散在间隙，

而上前牙牙轴基本正常的牙性反𬌗病例（图8-24）。

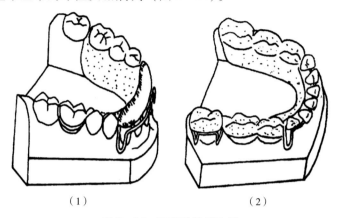

（1） （2）

图8-24 下颌𬌗垫矫治器

（1）加斜面 （2）加𬌗垫

（5）肌激动器 主要适用于替牙期以功能因素为主的前牙反𬌗病例，也可用于恒牙早期上切牙舌倾、下切牙唇倾的牙性反𬌗病例（图8-25）。

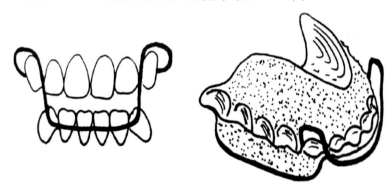

图8-25 肌激动器

（6）功能调节器Ⅲ型（FR-Ⅲ） 用于乳牙期和替牙期，对功能性反𬌗和伴有轻度上颌发育不足、下颌发育过度的病例有较好的效果。由于该矫治器不直接作用于牙齿，对切牙即将替换或正在替换的患者，其他矫治器很难发挥功能时，FR-Ⅲ型有其独特的作用。

（7）头帽颏兜 在乳牙期或替牙期前牙反𬌗的矫治中，头帽颏兜常作为一种矫治手段与其他口内矫治器合并使用，也可作为治疗间歇的保持装置单独使用。其具有抑制下颌骨生长的作用，改变下颌的生长方向，改善患者的骨面型（图8-26）。

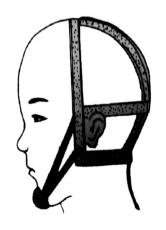

图8-26 头帽颏兜

知识链接

头帽颏兜矫治器

头帽颏兜矫治器是一种具有颌骨矫形作用的矫治器，由作用部分（颏兜）、支抗部分（头枕部）及矫治力（弹力橡皮圈）三部分组成。临床上，对于头帽颏兜能否抑制下颌骨生长一直存在争议。目前大多数学者认为，头帽颏兜不能改变下颌应有的生长长度，但可以改变下颌的生长方向。对于低角型或前下面高短的Ⅲ类错𬌗病例，头帽颏兜可使下颌骨产生向下、向后的旋转，而改变下颌原有的生长方向，使上下颌骨在矢状面的关系变得协调。一般对幼儿的下颌前突畸形，每侧施加 200～300g 牵引力；对于功能性下颌前突畸形，每侧施加 300～500g 牵引力；对于骨性下颌前突，需抑制下颌向前生长，使下颌向下、向后旋转生长者，每侧牵引力至少 500g 以上。

（8）上颌前方牵引矫治器　用于替牙期或乳牙期上颌发育不足为主的骨性前牙反𬌗，恒牙早期病例也可以试用。上颌前方牵引矫治器常与快速扩弓联合使用，需配合口内固定矫治器或可摘矫治器联合使用（图 8 – 27）。

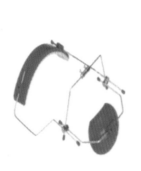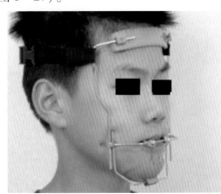

图 8 – 27　上颌前方牵引矫治器

（9）固定矫治器　适用于恒牙早期需要拔牙矫治的前牙反𬌗病例。固定矫治器可以在建立适当的前牙覆𬌗覆盖关系的同时，排齐牙列，调整磨牙关系。治疗期间常配合使用Ⅲ类颌间牵引。由于Ⅲ类颌间牵引有使上磨牙伸长的作用，因此对高角病例应慎重使用。

（10）外科矫治　严重的骨性下颌前突畸形，上颌发育严重不足或伴有其他错𬌗畸形者，可在成年之后进行正颌外科手术。

三、前牙深覆盖

前牙深覆盖是指上前牙切缘至下前牙唇面的最大水平距离超过 3mm 者（图 8 – 28），是一种常见的错𬌗症状。前牙深覆盖时磨牙关系多为远中，并常伴有前牙深覆𬌗，是典型的安氏Ⅱ类 1 分类错𬌗。另外，上前牙唇向错位、下前牙舌向错位或者下切牙先天缺失的安氏Ⅰ类错𬌗也会出现前牙深覆盖的症状。

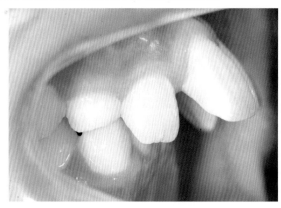

图8-28 前牙深覆盖

（一）病因

造成前牙深覆盖的原因是上下颌（牙弓）矢状关系不调，上颌（上牙弓）过大或位置靠前，下颌（下牙弓）过小或位置靠后。上下颌骨（牙弓）关系不调受遗传与环境两方面因素的影响。

1. 遗传因素 前牙深覆盖与遗传因素有关。牙的大小、数目、位置所造成的错𬌗受遗传因素较强的控制。严重的骨骼畸形如下颌发育过小、上颌发育过大也受遗传因素明显的影响。

2. 环境因素

（1）局部因素 包括口腔不良习惯和替牙障碍。

1）口腔不良习惯：如长期吮拇指、舔上牙、咬下唇等可造成上前牙唇向倾斜，下前牙舌向倾斜、拥挤，形成前牙深覆盖。

2）替牙障碍：如下乳磨牙早失、牙的萌出顺序异常、下前牙先天缺失、上颌前牙区多生牙，均可导致前牙深覆盖。

（2）全身因素

1）鼻咽部疾患：例如慢性鼻炎、腺样体肥大等造成上通气道狭窄而以口呼吸代之，久之形成下颌后缩畸形，上牙弓狭窄、前突、腭盖高拱，最终表现出前牙深覆盖、磨牙关系远中。

2）全身疾病：如钙磷代谢障碍、佝偻病等，肌张力及韧带张力弱，引起上牙弓狭窄，上前牙前突和磨牙远中𬌗关系。

（二）临床表现

前牙深覆盖由于病因机制不同，临床可表现为：①单纯性前牙深覆盖，上颌无前突，磨牙关系中性；②前牙深覆盖，上颌前突不明显，下颌后缩；③前牙深覆盖，上颌前突，下颌正常；④前牙深覆盖，上颌前突，下颌后缩。

前牙深覆盖常伴有前牙深覆𬌗。畸形较轻的患者表现为上牙弓前突，口唇闭合较困难；畸形较重的患者表现为上唇翻卷、短缩并出现开唇露齿。

（三）诊断

1. 前牙深覆盖的分度

（1）Ⅰ度　上前牙切缘至下前牙唇面的最大水平距离在 3～5mm 之间。

（2）Ⅱ度　上前牙切缘至下前牙唇面的最大水平距离在 5～8mm 之间。

（3）Ⅲ度　上前牙切缘至下前牙唇面的最大水平距离在 8mm 以上。

2. 前牙深覆盖的分类　前牙深覆盖按其病因机制可分为三型：

（1）牙性　主要是由于上下前牙位置或数目异常造成，如上前牙唇向、下前牙舌向错位，上颌前部多生牙或下切牙先天缺失等。一般没有上下颌骨之间以及颅面关系的不调，磨牙关系中性，治疗较简单。

（2）功能性　由于神经肌肉反射引起的下颌功能性后缩。异常的神经肌肉反射可以因口腔不良习惯和𬌗的因素引起，上颌一般正常，当下颌前伸至磨牙中性关系时，上下牙弓矢状关系基本协调，面型明显改善。此型错𬌗多数预后良好。

（3）骨性　由于颌骨发育异常导致上下颌处于远中错𬌗关系，表现为安氏Ⅱ类 1 分类。矫治相对困难。

临床上功能性和骨性前牙深覆盖远比单纯牙性者多见。

（四）矫治方法

1. 早期矫治

（1）尽早去除病因，例如破除各种口腔不良习惯，治疗鼻咽部疾患、佝偻病，拔除上颌多生牙，上牙弓宽度不足的开展等，一般可采用可摘矫治器。

（2）对上下颌骨关系不调的安氏Ⅱ类 1 分类前牙深覆盖患者，进行矫形治疗以影响颌骨的生长发育（图 8-29）。

1）上颌正常、下颌后缩的矫治：矫治原则是促进下颌向前生长。下颌骨是人体所有骨骼中生长持续时间最长的骨骼，男性一直持续到 23 岁，女性持续到 20 岁。从替牙期到恒牙早期，下颌要经历一个生长快速期，应在此阶段进行早期治疗。宜采用功能矫治器如肌激动器、功能调节器Ⅱ型，可刺激、促进下颌的向前生长，从而矫正前牙深覆盖和远中磨牙关系；也可以使用一些简单的功能矫治器如上颌斜面导板、前庭盾及下唇挡等。

2）下颌正常、上颌前突的矫治：矫治原则是抑制上颌向前生长。对于上颌前突或有前突倾向的安氏Ⅱ类错𬌗病例，在生长发育早期使用口外弓，限制上颌向前生长，引导下颌向前发育，最终建立正常的覆盖关系。

3）后部牙槽高度的控制：除颌骨矢状关系不调外，安氏Ⅱ类错𬌗常常伴有颌骨垂直关系不调。口外弓通过改变牵引力的方向对后部牙槽高度的控制能起到较好的作用。高角病例使用高位牵引，低角病例使用颈牵引，面高协调者使用水平牵引。

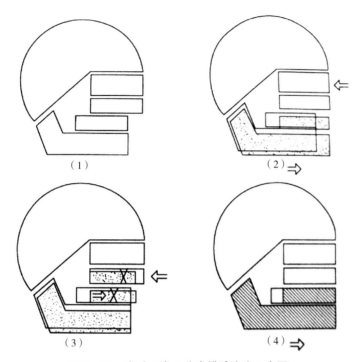

图 8 – 29　安氏Ⅱ类 1 分类错𬌗治疗示意图

（1）原始错𬌗　　（2）改变生长（矫形治疗）

（3）拔除 $\frac{4|4}{4|4}$，用牙齿移动代偿颌骨关系　　（4）外科手术

改变颌骨生长的最佳治疗时间是在青春生长迸发期前 1～2 年。由于改变生长是有限度的，大多数有颌间关系不调的安氏Ⅱ类 1 分类前牙深覆盖病例，需要在恒牙早期进行二期综合性矫治。

2. 综合性矫治

（1）原则　恒牙早期前牙深覆盖病例大多数为安氏Ⅱ类 1 分类错𬌗，伴有不同程度的颌骨及颅面关系不调。轻度或中度骨骼关系不调时，正畸治疗常需要减数拔牙，在间隙关闭过程中，通过上下牙、前后牙的不同移动，代偿或掩饰颌骨的发育异常。对于尚处于青春生长迸发期前或此期刚刚开始的部分患者，可以抓紧时机，进行矫形生长控制。严重的骨骼异常需要在成年之后进行外科正畸。

（2）恒牙期安氏Ⅱ类 1 分类错𬌗正畸治疗的目标　①解除牙列拥挤，排齐牙列；②减小前牙深覆𬌗；③减小前牙深覆盖；④矫正磨牙远中关系。

矫正前牙深覆盖常用的拔牙模式是拔除四个第一前磨牙，或上颌拔除第一前磨牙而下颌拔除第二前磨牙。上牙弓拔牙间隙主要用于前牙后移，减小覆盖；下牙弓拔牙间隙主要用于后牙前移，矫正磨牙关系。

（3）正畸矫治过程

以方丝弓技术拔牙矫治为例，矫治过程分为三个阶段：①排齐和整平牙弓；②关闭拔牙间隙，同时矫正前牙深覆盖与远中磨牙关系；③𬌗关系的精细调整。其中第二阶段为整个矫治过程的重点。

1）颌内牵引远中移动上尖牙：通过牵引移动上尖牙，使尖牙与第二前磨牙靠拢（图 8-30）。如果希望上前牙最大限度的内收，此时即可配合使用口外弓，以加强上磨牙支抗。

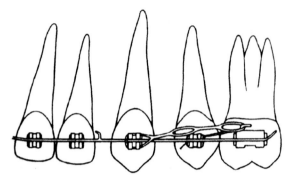

图 8-30　颌内牵引拉尖牙向远中

2）内收切牙，减小覆盖：内收上前牙是矫正前牙深覆盖的主要方法。如上前牙需要较多的后移，应使用方丝对上切牙进行转矩移动，在内收的同时进行根舌向/冠唇向控制（图 8-31）。上前牙内收时，由于"钟摆效应"，前牙的覆𬌗将会加深。为此，在弓丝上的关闭曲前后弯"人"字形曲（图 8-32），在内收的同时，继续压低上切牙。对于需要较多后移上切牙的病例，可以同时使用Ⅱ类颌间牵引（图 8-33），必要时使用口外弓。

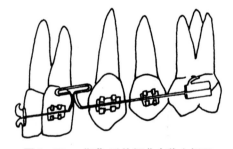
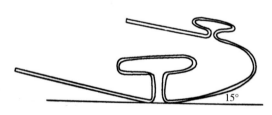

图 8-31　"T"形关闭曲内收上切牙　　　图 8-32　"T"形关闭曲前后弯制"人"字形曲

3）磨牙关系矫正：由于上颌的 6 个前牙分两阶段向远中移动，下颌 6 个前牙同时向远中移动，下颌磨牙的前移将比上颌磨牙多；另外，在内收切牙时常常配合使用Ⅱ类颌间牵引，起到保护上磨牙支抗、消耗下磨牙支抗的作用，必要时使用口外弓，控制上磨牙的前移。通过使前后牙段发生不同比例的近远中移动，最终前牙达到正常的覆盖关系，磨牙建立中性𬌗关系。

4）咬合关系的精细调整：可使用三角形牵引、上下后牙的垂直牵引、斜形牵引等达到理想的咬合关系。

四、后牙反𬌗

后牙反𬌗是指下颌后牙突出于上颌后牙的颊侧，呈反覆盖现象。后牙反𬌗可发生在乳

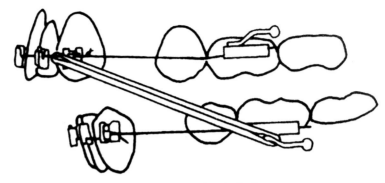

图 8 - 33　Ⅱ类颌间牵引

牙期或恒牙期；有个别后牙反殆，也有多数后牙反殆；可发生在单侧，也可发生在双侧。

（一）病因

1. 单侧乳磨牙或恒牙的龋病　单侧乳磨牙或恒牙的深龋，迫使患者只能用健侧后牙进行咀嚼，日久可导致单侧多数后牙反殆。

2. 对一侧下颌的不正常压力　如长期有一侧托腮的习惯，可使下颌逐渐偏向另一侧，引起另一侧多数后牙反殆。

3. 乳磨牙早失或滞留　由于乳磨牙早失或滞留引起上后牙舌向错位或下后牙的颊向错位，可导致个别后牙反殆。

4. 口呼吸患者　长期口呼吸的患者，由于颊肌张力增大，上牙弓狭窄，可引起双侧多数后牙反殆。

5. 腭裂患者　由于腭裂致上牙弓宽度发育不足，或腭裂术后瘢痕的影响，常有双侧后牙反殆。

6. 替牙期的咬合干扰　替牙期由于咬合干扰引起下颌偏斜，引起单侧后牙反殆，甚至反锁殆。

7. 巨舌症　巨舌症引起下颌牙弓过于宽大，导致后牙反殆。

8. 髁突良性肥大　髁突良性肥大，容易引起下颌偏斜，导致后牙反殆。

（二）临床表现

1. 个别后牙反殆　可表现为个别上后牙舌向或个别下后牙颊向错位。个别后牙反殆对咀嚼功能及颌骨发育影响不大，但对颞下颌关节可有不良影响。

2. 单侧多数后牙反殆　单侧多数后牙反殆常合并前牙反殆，其下切牙中线、颏部及下颌多偏向反殆侧，导致颜面左右不对称。

3. 双侧多数后牙反殆　双侧多数后牙反殆时，上牙弓及上颌骨的宽度发育受限，上牙弓狭窄，面部狭长，但左右对称。多数后牙反殆合并前牙反殆者，其上颌骨前部明显发育不足，颜面的侧面还会呈现凹面型。

多数后牙反殆对功能、颌面部发育及颞下颌关节均有较大影响。后牙反殆牙数愈多，反𬌗程度愈严重，影响亦愈大。

（三）诊断

后牙反𬌗根据反𬌗牙的数目及部位不同可分为：①个别后牙反𬌗；②一侧后牙反𬌗；③双侧后牙反𬌗。

（四）矫治方法

1. 个别后牙反𬌗

（1）个别上颌后牙舌向错位所致的后牙反𬌗，可用可摘矫治器上附有的双曲舌簧，将错位牙向颊侧移动。

（2）个别下后牙颊向错位所致的后牙反𬌗，可在可摘矫治器上焊接指簧将其向舌侧压入。

（3）对于个别上后牙舌向和下后牙颊向错位导致的后牙反𬌗，可采用交互支抗牵引矫治，纠正后牙反𬌗。

2. 一侧多数后牙反𬌗　可采用上颌单侧后牙𬌗垫双曲舌簧矫治器（图8-34），即在正常𬌗的一侧后牙上做𬌗垫升高咬合，使反𬌗侧脱离锁结关系；在反𬌗侧后牙的腭侧置双曲舌簧，调整舌簧使反𬌗侧上后牙向颊侧移动以矫治反𬌗。后牙𬌗垫在解除反𬌗之后，应及时分次磨减，必要时调磨牙尖，以建立较好的𬌗关系。

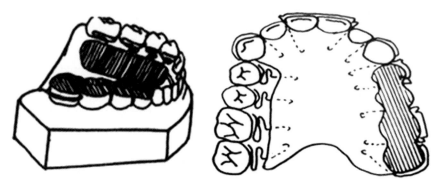

图8-34　上颌单侧后牙𬌗垫双曲舌簧矫治器

3. 双侧多数后牙反𬌗　双侧多数后牙反𬌗，或一侧后牙反𬌗而另一侧后牙为对𬌗者，此类患者的上牙弓明显狭窄，可采用：

（1）上颌分裂基托附双侧𬌗垫可摘矫治器（见图6-72）。

（2）上颌分裂基托扩弓螺旋器（图8-35）。

（3）双曲舌簧扩大牙弓矫治器。

利用分裂簧、螺旋簧及双曲舌簧，均可达到扩大上牙弓宽度的目的。反𬌗解除后应分次磨减𬌗垫，同时在矫治过程中配合牙尖的调磨，以利建𬌗。反𬌗矫正后，可配合咬肌、颞肌的功能训练，以巩固矫治效果及建立𬌗平衡。

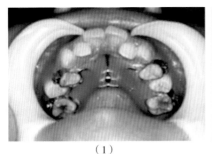
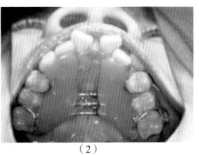

（1）　　　　　　　　　　（2）

图 8 – 35　上颌分裂基托扩弓螺旋器

（1）扩弓前　（2）扩弓后

知识链接

戴用可摘矫治器的注意事项

①可摘矫治器由医生进行调整、磨改、抛光后戴入患者口内，询问患者有无压痛，以便及时发现及时处理；②教会患者自行取戴矫治器；③初戴矫治器会有不舒适、不习惯的感觉，一般在 2 ~ 3 天内消失，如果疼痛持续并加重，取下矫治器；④戴用可摘矫治器应保持口腔卫生，餐后刷洗矫治器；⑤戴用矫治器后会出现发音不清、流涎等现象，异物感明显，一般戴用 1 周后会有好转；⑥坚持戴用，按医嘱要求 24 小时戴用；⑦可摘矫治器在不戴时，应放入盛有凉水（禁用热水）的杯内，防止矫治器变形。

五、锁殆

锁殆又称跨殆，是后牙的一种错殆畸形，有个别后牙锁殆及多数后牙锁殆。锁殆可发生在牙弓的一侧，也可发生在牙弓的两侧，发生在牙弓一侧者多见；恒牙殆多见而乳牙殆较少见。

锁殆分为正锁殆和反锁殆。正锁殆是指上后牙舌尖的舌斜面与下后牙颊尖的颊斜面相咬合，殆面无咬合接触；反锁殆是指上后牙颊尖的颊斜面与下后牙舌尖的舌斜面相咬合，殆面无咬合接触。个别后牙正锁殆及单侧多数后牙的正锁殆临床较为多见，反锁殆在临床较少见（图 8 – 36）。

（一）病因

1. 个别后牙锁殆　个别乳磨牙早失、滞留或恒牙胚位置异常，导致恒牙错位萌出而造成锁殆，上下颌第一前磨牙和上下第二磨牙的正锁殆在临床较为多见，大多是由于牙弓长度发育不足引起的，是后牙拥挤的一种表现。

2. 单侧多数后牙正锁殆　常因一侧多数乳磨牙龋坏或早失，而用对侧后牙咀嚼，日久废用侧恒牙萌出时易形成深覆盖，进一步发展为多数后牙正锁殆。

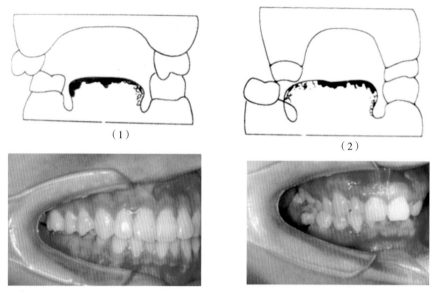

（1）

（2）

图 8 - 36　后牙锁𬌗

（1）正锁𬌗　　（2）反锁𬌗

（二）临床表现

1. 咀嚼功能降低　由于锁𬌗牙的锁结关系，影响下颌的侧向运动，只能用非锁结侧的后牙进行咀嚼，咀嚼功能减弱，咀嚼效率降低。

2. 颜面部不对称　后牙锁𬌗可使患者发生咬合创伤，导致下颌有关肌肉的异常动力平衡，下颌及下牙弓多偏向对侧，出现颜面部不对称畸形。

3. 颞下颌关节紊乱　锁𬌗牙在咀嚼过程中易发生𬌗创伤，影响下颌的侧向运动，日久可诱发颞下颌关节紊乱。

（三）诊断

锁𬌗可分为正锁𬌗和反锁𬌗两种，有个别后牙锁𬌗和多数后牙锁𬌗。锁𬌗畸形多见于恒牙𬌗，临床上以正锁𬌗较为多见。

（四）矫治方法

锁𬌗对咀嚼功能、颌面发育及咀嚼器官的健康影响较大，应尽早矫治。锁𬌗的矫治原则是升高咬合的前提下，颊侧或舌侧移动上下颌后牙，解除锁结关系，从而矫治锁𬌗。

1. 个别后牙正锁𬌗　以上后牙颊向错位者多见。矫治可采用单侧后牙𬌗垫可摘矫治器，在健侧的上牙弓或下牙弓安放单侧𬌗垫，使锁𬌗牙脱离锁结关系，在上下锁𬌗牙上各做一个带环，上颌牙带环的颊面及下颌牙带环的舌面各焊一个牵引钩，牵引钩之间挂橡皮圈，利用上下牙的交互支抗进行矫治（图 8 - 37）。

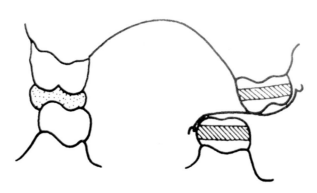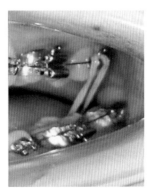

图 8 – 37　上下颌后牙交互牵引矫正锁殆

锁殆关系解除应分次调磨殆垫，并同时调磨未曾有过生理性磨耗的锁殆牙的牙尖，必要时配合脱敏治疗。需要注意的是，如果下颌牙位置正常，交互牵引时应注意加强下颌牙列的支抗。

2. 单侧上下第二磨牙正锁殆　为临床上较多见的一种锁殆畸形，而且上颌第二磨牙颊向错位的程度常比下颌第二磨牙舌向错位的程度为重。如同侧上颌第三磨牙尚未萌出或即将萌出，且第三磨牙形态正常，可将该侧错位的第二磨牙拔除，以便上颌第三磨牙自行调整于已拔除的第二磨牙的位置，与下颌第二磨牙建立正常的殆关系。如果第三磨牙位置不正或形态异常，则拔除第三磨牙，为第二磨牙矫正创造间隙。

3. 一侧多数后牙正琐殆　常常由于下牙弓狭窄所致。表现为锁殆侧的下后牙舌向错位较严重，而上后牙颊侧错位不明显。可采用下颌单侧后牙殆垫可摘矫治器，即在健侧下颌后牙上安放殆垫，使锁殆牙脱离牙尖锁结关系，在矫治器的锁殆侧下后牙的舌侧放置双曲舌簧，使锁殆侧的下后牙向颊侧移动，以矫治正锁殆。

由于在健侧使用了殆垫，加大了颊肌的张力，有助于锁殆侧的上后牙向舌侧移动，故有利于锁殆的矫正。锁殆关系解除后，应对殆垫进行分次调磨，同时调磨锁殆侧的过高牙尖，必要时配合脱敏治疗。

4. 双侧多数后牙正琐殆　临床上较少见。常由于下牙弓狭窄，两侧后牙舌倾严重所致。可采用下颌四角圈簧扩弓矫治器（图 8 – 38）或下颌螺旋扩弓器（图 8 – 39），即在双侧下颌后牙上制作殆垫，使锁殆牙脱离牙尖锁结关系，应用四角圈簧扩大下牙

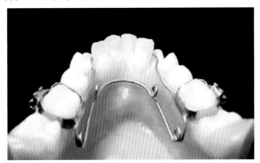

图 8 – 38　下颌四角圈簧扩弓矫治器

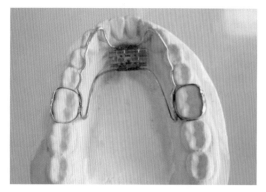

图 8 – 39　下颌螺旋扩弓器

弓，以矫治正锁𬌗，建立正常的咬合关系。

六、深覆𬌗

深覆𬌗是临床常见的错𬌗畸形。覆𬌗是指上前牙覆盖下前牙的垂直距离。上前牙切缘覆盖下前牙牙冠唇面高度 1/3 以内，或下前牙切缘咬合于上前牙牙冠舌面切 1/3 以内者为正常覆𬌗，超过 1/3 以上者称为深覆𬌗（图 8 – 40）。深覆𬌗是上下牙弓和（或）上下颌骨垂直向发育异常所致的错𬌗畸形，主要表现为前牙区牙及牙槽高度发育过度，后牙及后牙槽高度发育不足。临床多见于安氏 Ⅰ 类和安氏 Ⅱ 类 2 分类的深覆𬌗患者；安氏 Ⅱ 类 1 分类的患者在矫治长度不调时，也应打开咬合，矫治深覆𬌗。

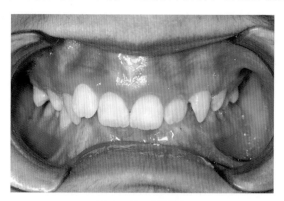

图 8 – 40　深覆𬌗

（一）病因

1. 遗传因素　上颌发育过大，下颌形态异常，位置靠后。下颌支发育过长，下颌下缘平面较平，下颌呈反时针旋转生长型。

2. 全身因素　儿童时期全身慢性疾病致颌骨发育不良，后牙萌出不足，后牙牙槽高度发育不足导致下颌向前、上旋转，而前牙继续萌出，前牙槽高度发育过度。

3. 咬合因素　咀嚼肌张力过大，患者习惯于下颌开闭口运动，有紧咬牙习惯，牙尖交错位咬合时，嚼肌、翼内肌张力过大，抑制了后牙牙槽的生长。

4. 替牙障碍　多数乳磨牙或第一恒磨牙早失，颌间垂直距离降低，缺乏咀嚼力的刺激，影响了颌骨及牙槽的正常生长发育。

5. 个别下切牙先天缺失或乳尖牙早失　下切牙向远中移位，使下牙弓前段缩短，下切牙与上切牙无正常殆接触，导致下切牙过长。

6. 双侧后牙高度不足　双侧多数磨牙颊、舌向错位严重，后牙过度磨耗，使后牙牙槽垂直高度降低，前部牙槽高度发育过度。

（二）临床表现

1. 牙　上中切牙长轴垂直或内倾，上侧切牙唇向，上牙列拥挤，下切牙内倾或伴有拥挤。

2. 牙弓　上下牙弓呈方形，切牙内倾致牙弓长度变短，下牙弓矢状殆曲线曲度过大；上牙弓因切牙内倾，矢状殆曲线常呈反曲线。

3. 咬合关系　前牙呈深覆殆，覆盖常小于 3mm，甚至为 0~1mm，上切牙舌面与下切牙唇面接触，呈严重的闭锁殆；磨牙关系常呈远中殆关系，如仅为牙弓前段不调，磨牙可呈中性殆关系。

4. 颌骨　上下颌骨一般发育较好，由于闭锁殆，下颌处于功能性远中殆位，下颌前伸及侧向运动受阻，只能作开闭口铰链式运动。

5. 面型　一般呈短方面型，面下 1/3 高度较短，下颌角小，嚼肌发育好，下颌角区丰满。

6. 肌功能　唇肌张力过大，颏唇沟深。下唇有时外翻，颏发育良好，下唇常覆盖在上切牙牙冠唇面 1/2 以上。

7. 牙周组织　由于上下切牙呈严重闭锁殆，可能引起创伤性牙龈炎、急性或慢性牙周炎，导致牙槽骨吸收，牙齿松动。

8. 颞下颌关节　下颌运动长期受限的一些患者，可能出现嚼肌、颞肌、翼内肌压痛，下颌髁突后移位，关节后间隙减小，张口受限等颞颌关节功能紊乱症。

（三）诊断

1. 深覆殆的分度

（1）Ⅰ度　上前牙牙冠覆盖下前牙牙冠唇面 1/3~1/2，或下前牙咬合在上前牙舌面切 1/3~1/2 处。

（2）Ⅱ度　上前牙牙冠覆盖下前牙牙冠唇面 1/2~2/3，或下前牙咬合在上前牙舌面切 1/2~2/3 处或舌隆突处。

（3）Ⅲ度　上前牙牙冠覆盖下前牙牙冠 2/3 以上，甚至咬在下前牙唇侧龈组织处，或下前牙咬合在上前牙腭侧龈组织或硬腭黏膜上。

2. 深覆殆的分类　根据深覆殆形成的机制不同，将深覆殆分为牙性深覆殆和骨性深覆殆两类。

（1）牙性深覆𬌗　主要是由于牙及牙槽垂直向发育异常引起。表现为前牙及前牙槽发育过度，后牙及后牙牙槽高度发育不足；上前牙牙轴垂直或内倾，下前牙有先天缺牙或下牙弓前段牙列拥挤致下牙弓前段变短；磨牙关系可能为中性𬌗、轻度远中𬌗或远中𬌗关系；面下 1/3 短。颌骨的形态、大小基本正常，面部畸形不明显。

（2）骨性深覆𬌗　不仅表现为上下前牙内倾、前牙及牙槽发育过度、后牙及后牙槽高度发育不足，同时伴有颌骨与面部的畸形，磨牙关系多呈远中𬌗关系。下颌平面角小于正常，下颌支过长，下颌呈反时针旋转生长型，切牙内倾的深覆𬌗患者常伴有上下牙列拥挤。

（四）矫治方法

1. 生长期儿童

（1）牙性深覆𬌗

1）治疗原则是纠正切牙长轴，抑制上下切牙的生长，促进后牙及后牙牙槽的生长。

2）治疗方法

a. 替牙𬌗期或恒牙𬌗早期：常用上颌平面导板式可摘矫治器。对于上前牙牙长轴内倾的患者，可在内倾的上前牙舌侧设计双曲舌簧，舌簧上附平面导板（图 8 - 41）。双曲舌簧的作用是矫正内倾的上切牙；平面导板是压低下切牙，打开后牙咬合，使后牙特别是下后牙有伸长的空间，从而改善下牙弓的 Spee 曲线。待上切牙牙轴改正、深覆𬌗改善后，视下颌情况作可摘矫治器或固定矫治器排齐下前牙，改正下切牙内倾和曲度过大的矢状𬌗曲线。先天缺失下切牙的患者视下切牙长轴矫正后间隙的情况酌情处理，必要时作义齿修复以保持上下切牙正常的覆𬌗、覆盖关系，同时应改正不良习惯。

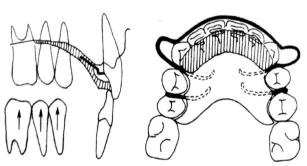

图 8 - 41　上颌平面导板双曲舌簧可摘矫治器

b. 恒牙𬌗期：可用固定矫治器首先矫正上切牙内倾，打开咬合，再在下颌粘贴托槽，排齐下前牙并整平下牙弓曲线，使之建立良好的前牙覆𬌗、覆盖关系。

（2）骨性深覆𬌗

1）治疗原则：矫正内倾的上前牙，解除闭锁𬌗，刺激后牙及后牙槽的生长，抑制前牙及前牙槽的生长，引导颌面部正常生长发育。

2）治疗方法

a. 替牙殆期或恒牙殆早期：可使用上颌双曲舌簧平面导板可摘矫治器，纠正上颌切牙长轴，使下颌脱离锁结自行向前调整；同时后牙因脱离接触而伸长，以改善下颌spee曲线。对于上下颌骨矢状向严重不调的病例，可考虑换用功能性矫治器如斜面导板、肌激动器等，以刺激下颌向前生长。待上下颌骨关系基本纠正后，再用固定矫治器排齐牙列，进一步整平spee曲线，并酌情使用Ⅱ类颌间牵引。

b. 恒牙殆期：选用固定矫治器，先粘贴上颌托槽以矫正上切牙长轴，解除闭锁殆。如覆殆深，可同时在上牙弓舌侧作小平面导板，打开后牙咬合以利后牙伸长，并使下颌自行向前调整。待上切牙长轴矫正，深覆殆改善后，作下颌固定矫治器排齐下牙列并矫正矢状曲线的曲度。如仍为远中殆关系，可进行Ⅱ类颌间牵引；如后牙长度仍不足时，可在双侧后牙上作垂直向牵引以刺激牙及牙槽的生长。

2. 生长后期青少年及成年人 因为生长发育已基本结束，只能矫正牙及牙槽的异常。但使用的矫治力应更轻、更柔和，以利于牙周组织改建。

（1）牙性深覆殆

牙性深覆殆可用固定矫治器矫治。先矫正内倾的上颌切牙以解除闭锁殆，上牙弓舌侧可附小平面导板打开后牙咬合以矫正深覆殆，小平面导板应以后牙打开咬合 2～3mm 左右为宜。待上前牙的内倾纠正后，再做下颌矫治，使上下前牙建立正常的覆殆、覆盖关系。

（2）骨性深覆殆

1）轻度骨性畸形的患者可采用正畸治疗：一般用固定矫治器，先作上颌矫治器以矫正内倾的切牙长轴，并附上颌舌侧小平面导板打开后牙咬合，让后牙伸长以改正深覆殆；待上切牙向唇侧移动后再矫治下颌，排齐下牙列并改正殆曲线，必要时上颌可用 J 形钩（图 8-42）高位牵引以压入上切牙，后牙垂直牵引以刺激后牙槽生长。

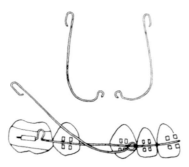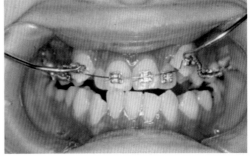

图 8-42 J 形钩

2）成人骨性深覆殆的矫治：严重的骨性深覆殆打开咬合、改正深覆殆难度很大，必要时可以采用外科-正畸治疗，先正畸治疗改正上下切牙长轴，排齐上下牙列，再酌情采用外科手术矫正过长的上、下前牙及牙槽骨。

3）对一些年龄较大、后牙磨耗过多、垂直高度不足的患者，上下牙列排齐后如覆殆仍较深，无法用正畸方法矫正时，可与修复科会诊，必要时后牙作金属殆垫升高咬合，以便使上下切牙获得正常的覆𬌗、覆盖关系，并恢复面部下 1/3 的高度。

七、开𬌗

开𬌗是指在牙尖交错位（正中𬌗位）时，上下颌部分牙在垂直方向无𬌗接触的现象。开𬌗可发生在乳牙期、替牙期和恒牙期，临床上多发于恒牙列期。前牙开𬌗是上下牙弓及颌骨在垂直方向上的发育异常，形成机制为前牙牙槽过低，或后牙牙槽过高，或二者兼而有之。前牙开𬌗患者除高度、长度异常外，面部宽度显著减小，上下牙弓明显狭窄。

（一）病因

1. 口腔不良习惯　长期口腔不良习惯所致开𬌗患者约占造成开𬌗总病因的 68.7%。其中常见的不良习惯为吐舌习惯，其形成的前牙区开𬌗间隙呈梭形，与舌的形态基本一致（图 8 – 43）。此外，如伸舌吞咽、吮拇指、咬唇等均可造成前牙区开𬌗，咬物习惯（如咬铅笔等）可能在咬物的位置形成特征性局部小开𬌗。

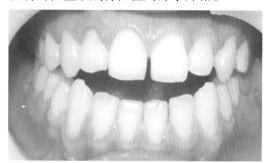

图 8 – 43　口腔不良习惯引起的开𬌗

2. 后段磨牙位置异常　牙弓末端磨牙萌出过度，后牙区牙槽垂直向发育过度，或下颌第三磨牙前倾或水平阻生，可推挤下颌第二磨牙向𬌗方移位或伸长，使之高出𬌗平面而使其余牙分开无𬌗接触。若伴有舌习惯等因素，常形成全口多数牙无接触的畸形现象。

3. 佝偻病　严重的佝偻病患儿由于骨质疏松，提下颌肌群与降下颌肌群的作用使下颌骨发育异常，下颌支短，下颌角大，下颌体向下、后呈顺时针旋转，下颌骨发育异常形成开𬌗畸形。

4. 外伤　颌骨骨折、髁突颈部骨折造成颌骨形态发育异常、牙齿移位，导致部分牙接触，部分牙无咬合接触，形成开𬌗畸形。

5. 遗传因素　关于开𬌗是否与遗传有关，一些学者对此有不同的看法，尚需进一步研究。有的患者在生长发育过程中，上颌骨前份呈向前、上旋转，下颌骨呈向后、下旋转的生长型，可能与遗传有关。

（二）临床表现

1. 牙及牙槽　后牙萌出过高，后牙槽发育过度；前牙萌出不足，前牙槽发育不足。

2. 牙弓　上下牙弓形态、大小、位置可能不协调，上颌矢状殆曲线曲度增大，下颌矢状殆曲线曲度较平或呈反曲线。

3. 咬合关系　磨牙可为中性殆、远中殆或近中殆关系。前牙开殆、前牙及前磨牙开殆，严重时不仅有前牙、前磨牙开殆还可能伴有部分磨牙开殆。

4. 颌骨　上颌形态可能正常或宽度发育不足，腭穹隆高拱，其位置向前、上旋转；下颌骨发育不足，下颌支短，下颌角大，下颌骨向下、后旋转。

5. 面部　严重的开殆患者呈长面型，面下 1/3 过长，微笑时露上前牙牙龈；同时面宽度减小。

6. 功能影响　咀嚼功能及语音功能明显受到影响，表现为发音不清、咀嚼肌张力不足、咀嚼效能明显降低，且随着开殆程度及范围的增大，受损程度加重。

（三）诊断

1. 开殆的分度　按上下颌牙之间分开的垂直距离大小，将开殆分为三度：①Ⅰ度：上下牙垂直分开 3mm 以内；②Ⅱ度：上下牙垂直分开 3 ~ 5mm；③Ⅲ度：上下牙垂直分开 5mm 以上。

2. 开殆的范围　开殆的范围可以涉及前牙、前磨牙、磨牙，即前牙区开殆，前牙及前磨牙区开殆，前牙、前磨牙及磨牙区开殆。严重的开殆患者可能仅为最后一对磨牙有殆接触，严重影响了患者口颌系统的功能，特别是咀嚼功能及语音功能。

3. 开殆的分类　根据开殆形成的病因和机制，可将开殆分为以下两型：

（1）牙性开殆　主要为牙及牙槽高度的异常，即前牙萌出不足、前牙牙槽发育不足或/和后牙萌出过长、后牙牙槽发育过度，面部无明显畸形，颌骨发育基本正常。

（2）骨性开殆　骨性开殆患者除牙及牙槽高度异常外，主要表现为下颌骨发育异常，下颌支短，下颌角大，下颌平面陡，下颌呈顺时针旋转生长型，面下 1/3 过长，严重者呈长面综合征表现，可能伴有上、下前牙及牙槽骨的代偿性增长。

（四）矫治方法

1. 生长期儿童

（1）牙性开殆　多系不良习惯引起。混合牙列期可用可摘矫治器加舌屏、腭刺改正不良习惯，如后牙萌出过度时可在后牙区加殆垫以压低后牙。年幼儿童一般在破除不良习惯后，上下切牙可以自行生长调整；如患者年龄稍大，切牙不能自行调整时，可在开殆的上下切牙上粘托槽进行垂直牵引（图 8 - 44）。恒牙列期如伴有牙列拥挤等其他畸形时，可用固定矫治器在矫治拥挤的同时改正开殆，必要时也可同时戴后牙殆垫及破除舌习惯的装置，并加强咀嚼肌的功能训练。

（2）骨性开殆　分析病因是否由于全身因素引起的畸形，如系缺钙所致的佝偻病

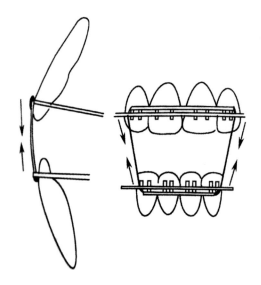

图 8 - 44   上下切牙垂直牵引

应配合补钙及全身治疗。生长早期患者除用前述矫治器外，应配合颏兜进行口外垂直牵引（图 8 - 45）。口内矫治器的𬌗垫应做得较高些，以便刺激下颌髁突的生长和下颌支增长，引导下颌骨正常生长。

2. 生长后期青少年及成年人

（1）牙性开𬌗   一般用固定矫治器矫治，可采用多曲方丝弓矫治技术（图 8 - 46），必要时配合后牙的𬌗垫以压低后牙。如伴有前牙前突或严重拥挤的患者，可通过拔牙矫治（既可纠正开𬌗，又可同时矫正其他错𬌗）。拔牙应根据患者口内的情况而决定，常用拔牙矫治的方式有：①如上下颌均需较多内收时，应拔除上下颌四个第一前磨牙；②如上颌内收较下颌较多时，应拔除上颌左右第一前磨牙及下颌左右第二前磨牙；③如需要下颌内收较上颌内收较多时，应拔除上颌左右第二前磨牙及下颌左右第一前磨牙。拔牙后，由于后牙前移、前牙后移颌间距离降低，下

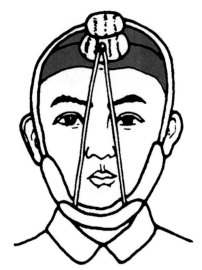

图 8 - 45   口外垂直牵引

颌可能向上、前旋转，同时上前牙向后、下移动可减少前牙的开𬌗程度。如为第三磨牙阻生，其萌出力使第二磨牙升高形成全口多数牙开𬌗时，应即时拔除阻生的第三磨牙并压入第二磨牙使之回到正常位置，同时应加强咀嚼肌的肌力训练以矫治开𬌗。

（2）骨性开𬌗   因生长发育已基本完成，较难采用引导颌骨生长的方法进行矫治。轻度骨性开𬌗患者，除了采用前述拔牙矫治法外，还可采用增加牙代偿的掩饰矫治法将开𬌗区的上下颌牙适当地代偿性伸长，尽可能地改善面部形态。严重的骨性开𬌗、长面

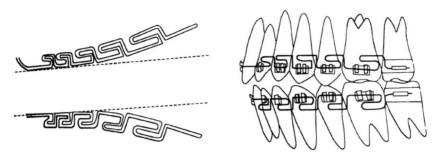

图 8 - 46　多曲方丝弓矫治技术矫正前牙开殆

综合征患者则应进行外科–正畸联合治疗矫治骨性开殆。

多曲方丝弓矫治技术

　　多曲方丝弓是 20 世纪 70 年代由美籍韩国正畸学家 Kim 医师设计的。多曲方丝弓由多个靴形曲组成，由于多曲的存在，使托槽间的弓丝长度增加，并增加了托槽间弓丝的可倾斜范围，这样在每个牙上产生的矫治力，即使是邻牙，也几乎不受影响。由于牙可同时移动，缩短了矫正疗程；同时可利用多曲弓丝在三维空间内对每个牙齿控制，在短时间内获得良好的咬合关系。多年来，多曲方丝弓技术得到不断改进和完善，形成一个可以矫正不同错殆畸形，并对开殆、反殆、下颌偏斜等难度大的错殆有特殊疗效的矫治技术。

目标检测

一、名词解释

1. 前牙反殆
2. 正锁殆
3. 反锁殆
4. 开殆

二、填空题

1. 恒牙期牙列拥挤矫治时，_____和_____均能起到扩大牙弓的作用。

2. 牙弓宽度的扩展有三种类型：_____、_____和_____。

3. 前牙反殆根据病因机制可分为_____、_____和_____。

4. 前牙深覆盖的分度：Ⅰ度：上前牙切缘至下前牙唇面的最大水平距离在_____之间；Ⅱ度：上前牙切缘至下前牙唇面的最大水平距离在_____之间；Ⅲ度：上前牙切缘至下前牙唇面的最大水平距离在_____以上。

三、选择题

1. 牙列拥挤最常见的拔牙模式是（　　　　）
   A. 拔除上颌两个第二前磨牙，下颌两个第一前磨牙
   B. 拔除上颌两个第一前磨牙，下颌两个第二前磨牙
   C. 拔除四个第一前磨牙
   D. 拔除四个第二前磨牙
   E. 拔除下颌切牙

2. 牙列拥挤的发病机制（　　　　）
   A. 长度大于宽度　　　　　B. 宽度大于长度　　　　C. 牙量大于骨量
   D. 骨量大于牙量　　　　　E. 长度大于高度

3. 推上颌第一恒磨牙向远中移动时，每侧可以获得的间隙为（　　　　）
   A. 1～2mm　　　　　　　B. 2～4mm　　　　　　C. 5～6mm
   D. 6～8mm　　　　　　　E. 8～10mm

4. 牙列拥挤是最为常见的一种错𬌗畸形，约占错𬌗畸形的（　　　　）
   A. 30%～40%　　　　　　B. 40%～50%　　　　　C. 50%～60%
   D. 60%～70%　　　　　　E. 75%～80%

5. 牙列拥挤时，拔牙矫治宜采用的矫治器是（　　　　）
   A. 可摘矫治器　　　　　B. 功能性矫治器　　　　C. 固定矫治器
   D. 破除不良习惯矫治器　　E. 肌激动器

6. 轻、中度牙列拥挤的矫治，邻面去釉的厚度仅为（　　　　）
   A. 0.25mm　　　　　　　B. 0.4mm　　　　　　　C. 0.5mm
   D. 0.6mm　　　　　　　E. 0.8mm

7. 多数前牙反𬌗通常指的是（　　　　）
   A. 一个以上的上颌前牙与下颌前牙呈反𬌗关系
   B. 二个以上的上颌前牙与下颌前牙呈反𬌗关系
   C. 三个以上的上颌前牙与下颌前牙呈反𬌗关系
   D. 四个以上的上颌前牙与下颌前牙呈反𬌗关系
   E. 五个以上的上颌前牙与下颌前牙呈反𬌗关系

8. 多生牙常引起的错𬌗畸形表现是（　　　　）
   A. 牙列拥挤　　　　　　B. 开𬌗　　　　　　　C. 深覆𬌗
   D. 前牙反𬌗　　　　　　E. 深覆盖

9. 深覆𬌗是指上前牙覆盖下前牙的垂直距离超过（　　　　）
   A. 1/3以下者　　　　　B. 1/3以上者　　　　　C. 1/2以上者
   D. 2/3以上者　　　　　E. 1/4以上者

10. 乳牙反𬌗最佳矫治年龄是（　　　　）
    A. 2～3岁　　　　　　　B. 3～5岁　　　　　　C. 4～6岁

    D. 6 ~ 7 岁　　　　　　　　E. 1. 5 ~ 2 岁

11. 正畸矫治牙列拥挤总原则是（　　　）

    A. 拔除多生牙　　　　B. 肌肉功能训练　　　C. 减少牙量或增加骨量

    D. 扩大牙弓长度　　　E. 扩大牙弓宽度

12. 某患者正中殆位时，上下前牙切端垂直向间隙为 7mm，应诊断为（　　　）

    A. 牙列拥挤Ⅲ度　　　　B. 深覆殆Ⅲ度　　　　C. 深覆盖Ⅲ度

    D. 开殆Ⅲ度　　　　　　E. 以上均错误

13. 咬下唇习惯可造成（　　　）

    A. 前牙反殆　　　　　　B. 前牙深覆盖　　　　C. 前牙开殆

    D. 后牙锁殆　　　　　　E. 近中错殆

14. 口外上颌前方牵引矫治器的目的是（　　　）

    A. 促进生长发育期的上颌骨发育　　　　B. 促进成人上颌骨发育

    C. 限制成人上颌骨发育　　　　　　　　D. 限制生长发育期上颌骨发育

    E. 促进生长期下颌骨发育

四、简答题

1. 简述牙列拥挤、深覆殆及开殆的分度。

2. 简述牙列拥挤拔牙矫治的原则。

3. 简述邻面去釉的适应证。

4. 简述拔牙矫治牙列拥挤时常见的拔牙模式。

5. 简述前牙反殆的矫治方法。

第九章 矫治后的保持

知识要点

1. 了解矫治后复发的原因。
2. 熟悉保持的种类和时间。
3. 掌握保持的方法。

错𬌗畸形经过主动矫治后，牙、牙弓、颌骨从错位的位置移动到理想的美观与功能位置上，但这个结果常常是不稳定的，往往有返回至原来位置的倾向，使畸形有不同程度的反弹，这种现象在临床上称之为复发。为了巩固主动矫治后的疗效，防止复发而采取的措施，称为保持。保持是矫治过程中不可或缺的一个重要阶段和组成部分，决定着错𬌗矫治的成败。因此，在诊断及治疗计划中应对保持给予充分的考虑和设计。

一、矫治后复发的原因

（一）新的肌动力平衡尚未完成

错𬌗畸形的形成过程中，肌系统的许多组织产生了与畸形相适应的肌动力平衡，而错𬌗畸形在矫治过程中，在改变牙、牙弓或颌骨的位置的同时，也破坏了原来的肌动力平衡。畸形形态矫治的完成往往先于功能和动力的改建，也就是说，错位牙、异常牙弓及颌骨的位置和形态虽然已矫治完成，但新的肌动力平衡的建立仍需要一定的时间，旧的肌动力平衡仍会对矫治效果产生影响，从而导致畸形的复发。所以要保持矫治后的新位置和新形态直至新的动力平衡改建完成。

（二）咬合平衡未能完全建立

在错𬌗畸形矫治以后，上下颌牙列建立了新的咬合关系，牙齿的尖窝、斜面还未完全吻合，需要进一步调整。因此必须保持一定时间，以期待通过𬌗磨耗或人工调𬌗而建立新的平衡𬌗。

（三）牙周膜纤维的张力未恢复平衡

牙齿矫治过程中牙齿受矫治力移动后，牙龈和牙周膜会被拉伸或压缩。经过矫治后，位置虽已正常，但拉长或压缩的牙周膜纤维还未建立起新的平衡，牙在新的位置上是不稳定的，尤其是扭转牙更易复发。为此，必须保持一定的时间，以等待牙槽骨改建完成，牙周间隙恢复正常，牙周膜纤维的张力建立新的平衡。

（四）口腔不良习惯未能完全破除

口腔不良习惯是导致错𬌗畸形的原因之一，它与建立错𬌗的肌动力平衡有关。如果仅是错𬌗得到矫正，而造成错𬌗的不良习惯未破除，矫治效果也不可能保持稳定。为此，矫治后必须保持到口腔不良习惯彻底破除为止。

（五）超限矫治

机体的可塑性是有一定生理限度的，任何一种超出限度的做法均会导致失败。因此，在矫治错位牙、牙弓或颌骨时，都应考虑到其生理限度，避免超限矫治，即使勉强完成矫治，最终也会复发。如牙弓的扩大应有限度，不能超过基骨范围。

（六）生长型的影响

不同个体有其特定的生长趋势，这种趋势即为生长型。在恒牙列早期进行矫治的患者，当治疗结束时，仍处于生长发育期，颌骨依然按照原来的方式生长，这种生长型的延续会造成矫治结果的不稳定。

（七）第三磨牙的萌出

上下颌第三磨牙，尤其是前倾和水平阻生的第三磨牙在萌出时，对牙弓有向前推压力，可能会引起一些错𬌗畸形，如上颌前突、下颌前突、前牙拥挤等矫治后的复发。所以应密切注意第三磨牙的萌出情况，必要时应及时拔除，以得到稳定的治疗效果。

二、保持的种类

（一）自然保持因素

利用自然力（口周肌力、咬合力等）来进行保持的方法，称为自然保持，不需要配戴保持器。如由上颌前牙舌向错位引起的前牙反𬌗，通过正畸治疗解除反𬌗，建立正常的覆𬌗、覆盖关系后，可借前牙的正常𬌗关系，保持反𬌗的矫治效果。自然保持的主要方式有以下几种：

1. 依靠肌功能保持　口周肌功能不协调是导致错𬌗畸形形成的重要原因之一。通过去除影响牙弓和颌骨发育的异常肌功能因素，加强不足的肌功能训练，建立平衡、稳定的肌功能环境，对保持牙的位置和咬合关系非常重要，并可达到自然保持、防止复发的目的。

2. 依靠咬合关系及邻牙接触关系保持　咬合关系及邻牙的接触关系直接影响矫治后牙齿及牙弓的稳定性。广泛的尖窝交错关系是最稳定的𬌗关系，因此在矫治过程中，对于因个别牙的形态或位置造成的咬合创伤或早接触点，应及时去除，以达到新的殆平衡，有利于保持。

3. 依靠牙周软、硬组织保持　牙的支持依靠牙周膜及牙槽骨，牙槽突的生长依赖于牙的发育，牙周膜的结构和功能状态对于维持着牙的位置、保持牙齿正常咀嚼功能的发挥具有重要的作用。因此，健康的牙周软、硬组织对矫治后牙的稳定性非常重要。如果牙周膜内的细胞代谢紊乱，细胞活性降低，甚至出现牙周膜变性、坏死，则牙齿很难在此位置上保持稳定。

4. 依靠拔牙减数保持　在矫治过程中，如能合理地选择减数治疗，也是一种加强保持、预防复发的方法。如下颌前牙拥挤，拔除一个或两个下切牙进行矫治，更有利于保持。

（二）机械保持因素

主动矫治阶段结束后，在未能达到充分的自然保持时，为了保持已取得的矫治效果，而应用机械性装置进行保持的方法称为机械保持，所用的装置称为机械保持器，简称保持器。

矫治的最终目的主要是依靠自然保持来维持矫治效果。但是，在形成自然保持状态之前，机械保持是必要的。在临床上，主动矫治结束后直接进入自然保持的状态，效果常不稳定，几乎所有的病例均有必要应用不同的机械性保持方法进行保持。

三、保持的方法

错殆畸形经过矫治后，为了使牙齿及颌骨稳定于矫治后的特定位置，保持矫治后的效果，需要配戴保持器防止复发。临床常用的保持器有固定保持器、可摘保持器及修复体式保持器。

（一）固定保持器

固定保持器是用各种固定装置黏结在牙的表面来进行保持，保持效果稳定、可靠，避免了患者不合作因素的影响，适用于需长期或终生需要保持的患者。

1. 固定唇弓或舌弓保持器　根据保持的需要，在第一恒磨牙带环上焊接与牙的唇面或舌面相接触的唇弓或舌弓（图9-1）。用于牙弓长度或宽度矫治后的保持。

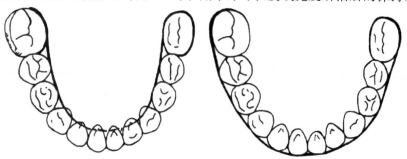

图9-1　固定唇弓和舌弓保持器

2. 下前牙区舌侧固定保持器　下前牙区拥挤矫正后的复发非常多见，因此常需要较长时间的保持。常用的下前牙区舌侧固定保持器有两种形式（图9-2）：

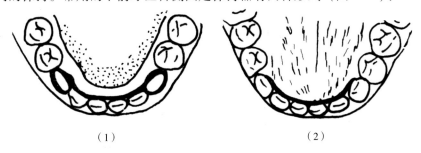

（1）　　　　　　　　　　　　　　　　（2）

图9-2　下前牙区舌侧固定保持器
（1）尖牙间带环式固定保持器　（2）尖牙间黏结式保持器

（1）下颌尖牙间带环式固定保持器　在下颌两侧尖牙上制作带环，用不锈钢丝做舌侧固位丝，将舌侧固位丝的末端焊接于尖牙带环的舌面，舌侧丝位于下前牙舌面的舌隆突上方并与其相接触。此种保持器黏结稳固，不易脱落，但未将所有下切牙连接在一起。

（2）下颌尖牙间黏结式保持器　是将下颌两侧尖牙之间的固定舌侧丝直接黏结于尖牙的舌隆突上，舌侧丝的两端弯成钩状以增加固位。这种保持器避免了带环边缘的菌斑沉积，减少了带环对牙龈的刺激，而且可将所有下切牙连接在一起，可固定和维持每个切牙的位置。但若个别牙黏结失败不易被察觉，不方便调整。

3. 黏固式前牙固定舌侧保持器　可用麻花丝，按两侧尖牙间前牙舌侧的形态弯制弓丝，用直接黏结法将此弓丝黏结于所有前牙的舌侧（图9-3）。麻花丝既可提高黏固材料的黏固强度，又能降低钢丝的刚性。此保持器可有效地防止个别前牙矫治后的复发。

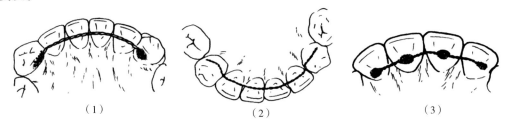

（1）　　　　　　　　　　（2）　　　　　　　　　　（3）

图9-3　黏固式前牙固定舌侧保持器
（1）上颌尖牙间保持器　（2）下颌尖牙间保持器　（3）上颌切牙保持器

4. 上颌中切牙间隙的固定舌侧保持器　用麻花丝弯制与上中切牙舌侧贴合的固位丝，黏固前用结扎丝环绕两中切牙的颈部结扎使其靠拢，然后将结扎丝经牙的邻接点，用复合树脂黏结，应注意将保持器置于舌隆突上，以免影响咬合，形成𬌗干扰（图9-4）。对于由于唇系带附着过低、多生牙等原因造成的上颌中切牙间隙，矫治后很容易复发，应用此固定保持器可进行长期保持。

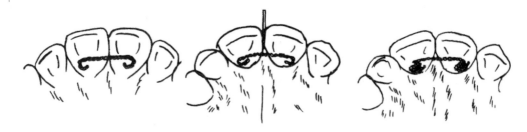

图 9 - 4　上颌中切牙间隙的固定舌侧保持器

（二）可摘保持器

可摘保持器是指患者能够自行取戴的一类保持器。其结构简单、便于清洁、容易调整，不易引起牙及牙周组织的病变。

1. 标准的霍利（Hawley）保持器　为霍利医生于 1920 年设计，是目前历史最悠久、临床最常用的可摘保持器。具有结构简单、制作容易、保持效果稳定的特点。它由双曲唇弓、一对磨牙卡环及塑料基托组成（图 9 - 5）。这种保持器可以使牙齿少量移动；通过调节唇弓关闭前牙少量间隙；唇弓上焊接附件进行个别牙的压入、伸长或近远中移动；还可在保持器上上颌切牙的舌侧基托设计平面导板，使下颌切牙轻微与平面导板接触，以保持前牙深覆𬌗的矫治效果。

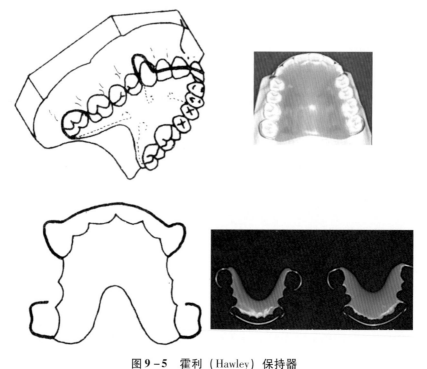

图 9 - 5　霍利（Hawley）保持器

2. 改良式霍利保持器　对于拔除第一前磨牙的病例，由于标准型霍利保持器的双曲唇弓横过尖牙的远中外展隙，刚好位于第一前磨牙的拔牙间隙处，会对拔牙间隙产生不利影响。为此，相继有不同学者设计出了以下几种改良式霍利保持器：

（1）改良霍利保持器Ⅰ型 由双曲唇弓、一对磨牙箭头卡环及塑料基托组成（图9-6）。将唇弓焊接在磨牙箭头卡环的颊侧，有利于间隙的关闭和保持。常用于第一前磨牙拔除的病例。

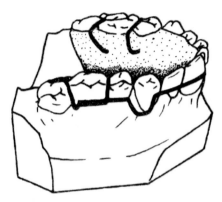

图9-6 改良霍利保持器Ⅰ型

（2）改良霍利保持器Ⅱ型 由上下基托和一个包埋于牙弓两侧最后磨牙远中面基托内的长唇弓组成（图9-7）。唇弓在牙弓的两侧各弯制一个垂直曲，调节唇弓的垂直曲即可使保持器获得固位，并使在唇弓范围内的各牙保持稳定。常用于多数牙移动后的保持。

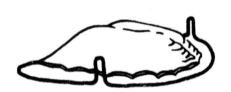
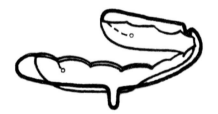

图9-7 改良霍利保持器Ⅱ型

（3）改良霍利保持器Ⅲ型 由双曲唇弓、固位卡环和基托组成。唇弓通过侧切牙和尖牙间进入腭侧面基托，以尖牙卡环控制尖牙的位置，并能提供良好的固位作用（图9-8）。适用于尖牙唇向错位的患者。

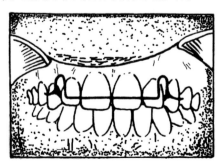
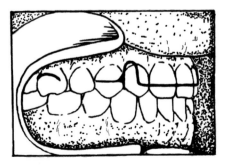

图9-8 改良霍利保持器Ⅲ型

3. 牙齿正位器 牙齿正位器最早由 Kesling 设计，是一种可微量调整牙齿位置的保持器。它是用软橡胶或弹性塑料制作的一种上下颌整体式保持器（图9-9），覆盖于上下颌所有牙的牙冠部，唇颊侧面的上下缘可延伸盖住上下牙列的附着龈。常用于矫治后的固位，有利于咬合关系及牙位的保持。正位器需每天晚上戴用，白天至少也应戴用4小时。由于正位器体积大，病人很难按要求时间戴用，故对排列不整齐或扭转的切牙及深覆𬌗的保持效果欠佳。

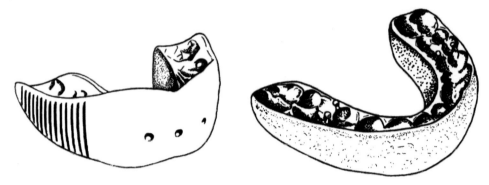

图9-9 牙齿正位器

4. 用于保持的功能性矫治器 Andreson 首先设计了可用于保持的功能矫治器，是由将上下牙弓连在一起的塑料基托整体及上下颌两个双曲唇弓组成（图9-10）。功能性矫治器的特点是传递和转移口腔周围环境中的自然力，抑制或刺激骨骼的生长过程。对于在生长发育期矫治后肌力尚未达到平衡、生长发育仍在继续进行的某些错𬌗，功能性矫治器是一种可取的保持方法。

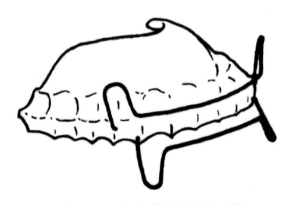

图9-10 用于保持的功能性矫治器

5. 颏兜 在严重开𬌗及下颌前突畸形矫治后，由于上下颌骨仍在生长发育过程中，且存在着差异性生长的因素，在应用可摘保持器对矫正后的牙进行保持的同时，需要对下颌的继续发育进行控制，颏兜是最有效的方法之一（图9-11）。颏兜也可用于早期近中错𬌗的矫治。

6. 负压压膜保持器 是一种由弹性塑料制作，覆盖所有牙牙冠的保持器（图9-

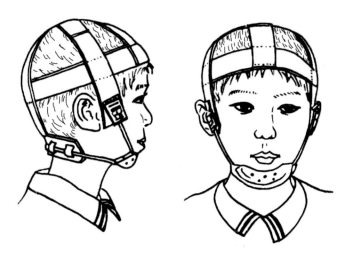

图 9 – 11　颏兜

12），具有较强的夹板作用，用于矫治后的保持，有利于咬合关系及牙位的稳定。该保持器体积较小，舒适美观，目前应用较为广泛。

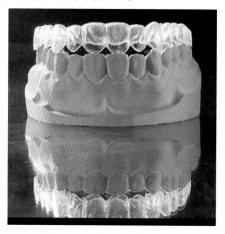

图 9 – 12　负压压膜保持器

（三）修复体式保持器

对于牙量小于骨量或因恒牙缺失牙弓内仍余留较大间隙者，一般均需要在矫治后应用固定或可摘修复体进行修复。这类修复体也可看作是一种永久性保持器。此外，矫治后个别牙的充填治疗或修复成型有时也是一种保持形式。

四、保持的时间

矫治后保持所需要的时间有较大的差别，从数月至数年，甚至终生戴用保持器，这与患者的年龄、健康状况以及错𬌗畸形的病因、类型、程度、矫治方法及矫治持续的时间等多种因素密切相关。一般而言，年龄小者矫治后保持时间可短些，年龄大者矫治后保持时间应长；非遗传性错𬌗畸形矫治后保持时间可短些，遗传性错𬌗畸形矫治后保持时间应长；采用功能性矫治器者保持时间可短些，采用机械性矫治器者保持时间应长。

根据安格尔的原则，上颌切牙的舌侧错位等，矫治后可考虑不予保持；萌出期间移动了的牙以及上颌前突、上前牙间隙、深覆𬌗、扭转牙矫治后，需要进行有限时间的保持；对于扩弓矫治，特别是下颌牙列扩弓矫治、大量广泛的牙间隙、𬌗关系正常时的上中切牙间隙等矫治后则需要长时间的保持。一般而言，除某些需永久保持及一些需保持到生长停止的病例外，多数病例要求患者在矫治完成后最初的 6~12 个月内，全天戴用保持器。以后的 6 个月，只需晚上戴用，并逐渐过渡到隔日晚上戴或每三日戴一次，再逐渐减为每周戴一次，直到牙的位置完全稳定。具体的保持时间应视个体的情况而定。

目标检测

一、名词解释

1. 自然保持
2. 机械保持
3. 固定保持器
4. 可摘保持器
5. 修复体式保持器

二、填空题

1. 恒牙期牙列拥挤矫治时，_____和_____均能起到扩大牙弓的作用。
2. 自然保持的主要方式有_____、_____、_____、_____。
3. 临床常用的保持器有_____、_____、_____。
4. 标准的霍利（Hawley）保持器的组成包括_____、_____、_____。

三、选择题

1. 由双曲唇弓、一对磨牙箭头卡环及塑料基托组成的矫治器是（　　　　）
   A. 标准霍利保持器　　　　　　　　B. 改良霍利保持器Ⅰ型
   C. 改良霍利保持器Ⅱ型　　　　　　D. 改良霍利保持器Ⅲ型
   E. 改良霍利保持器Ⅳ型
2. 一般情况下，在矫治完成后多久需全天戴用保持器（　　　　）
   A. 最初的 6-12 个月　　B. 最初的 3 年　　　　C. 最初的 1 个月
   D. 矫治后第 2 年　　　　E. 终生戴用
3. 修复体式保持器也可看作是一种（　　　　）
   A. 暂时性保持器　　　　B. 永久性保持器　　　　C. 实训性保持器
   D. 阶段性保持器　　　　E. 以上都不对
4. 戴用保持器的时间与哪些因素密切相关（　　　　）

A. 患者的年龄、健康状况 B. 错𬌗畸形的病因、类型、程度

C. 矫治方法 D. 矫治持续的时间

E. 以上均正确

5. 自然保持指的是（   ）

    A. 利用机械力   B. 利用磁力   C. 利用自然力

    D. 利用矫治力   E. 以上均正确

6. 应用机械性装置进行保持的方法称为（   ）

    A. 自然保持   B. 机械保持   C. 修复保持

    D. 模型保持   E. 以上都不对

四、简答题

1. 影响矫治后复发的原因包括哪些？

2. 主动矫治结束后，如何安排保持时间？

实训指导

实训一　记存模型的制取与修整

（3 学时）

【学习目标】

通过示教及实训操作，初步掌握正畸记存模型的制作过程、方法等。

【实训内容】

1. 示教正畸记存模型的印模制取、模型的灌注与修整。
2. 学生相互取模，独立完成正畸记存模型的制作。

【器材】

口腔检查器械、一次性乳胶手套、漱口杯、托盘、印模材料、橡皮碗、石膏、石膏调刀、雕刻刀、记号笔、记存模型垂直板、成品橡皮托、排笔、模型修整机等。

【方法和步骤】

1. 制作要求　记存模型要求包括牙、牙槽、移行皱褶、唇颊系带和腭盖的解剖特征；要准确、清晰，以便作为矫治前、后的记录。

2. 操作前准备

（1）清洁口腔、准备口腔检查器械　嘱患者用清水含漱，如口腔卫生不佳，需进行牙齿洁治。然后按照患者牙弓大小和形态，选择一副形态合适的有孔托盘，托盘与牙弓内外侧应有 3 ~ 4mm 间隙。

（2）椅位调整　取模前使患者的𬌗平面与地面平行，高度与医师手臂高低一致。

3. 制取印模　取适量藻酸盐印模材料加水调拌均匀后放入托盘内，调拌时间以45 ~ 60 秒为宜。印模材料不宜过多，事先用调刀取少量放入牙龈颊沟移行部。取印模最好从下颌开始，因为取下颌印模时，印模材料不至于流向咽部而引起恶心或呕吐。操作时，医师站在患者的右前方，右手持盛满印模材料的托盘，左手用手牵拉患者口角，用旋转方式将托盘放入口内，同时请患者将舌尖向上抬起，托盘柄正对面部中线，轻轻加压使托盘逐步就位。托盘就位过程中用手指拉开下唇，做适度的组织塑形。最后，用双手食指固定于托盘两侧前磨牙区域，保持托盘的位置稳固不变，待材料完全凝固后，将下颌托盘从口腔中旋转取出。同样方法取上颌印模时，医师站在患者的右后侧，应注意的是，取上颌时调拌的印模材料略稠一点，以免太稀容易流向咽部引起病人恶心、呕吐。托盘后部应少放些印模材料，压入托盘时，先在后牙区加压，再在前牙区加压，尽可能从托盘前部挤出多余的印模材料，减少流向咽部的量。取模时如患者有恶心等不适感，嘱患者呵气，头微向前倾，低头，深呼吸。在材料凝固后，将上颌托盘从口腔中旋转取出，如印模不易从口腔中取出，可嘱病人发"啊"的音，使空气从印模后缘进入而脱位。

4. 灌注石膏模型

（1）调拌石膏　取适量水于橡皮碗内，将石膏粉缓缓加入水中，至粉完全被水浸润无多余水时，用石膏调刀朝同一方向搅拌，同时将贴于碗壁上的干石膏粉收入并调拌均匀，时间以 1 分钟为宜，调成均匀的糊状后，将橡皮碗置于桌面上轻轻震荡，以排除气泡。

（2）灌注模型　通过振荡器，使石膏缓缓地沿印模边缘流入，自底部逐渐充满牙齿，直至灌注到黏膜转折处，再将剩余石膏堆于玻璃板上将印模翻转置于堆积的石膏上，并稍稍加压，使托盘底部平行于玻璃板，托盘底部至玻璃板大约有3cm的距离，修整周围多余的石膏。模型静置半小时后，使模型和印模分离。

5. 记存模型的修整　正畸记存模型修整要在石膏模型干燥以后进行，通常有模型修整机修整法和成品橡皮托成形法。

（1）模型修整机修整法　修整前要核对模型的咬合关系，制取蜡咬合记录，在两侧上第一恒磨牙近中颊尖垂直画线至下颌牙以确定咬合关系。

1）修整上颌模型底面，使其与𬌗平面平行，模型座的厚度约为尖牙牙尖至前庭沟底总高度的1/2。

2）修整上颌模型座的后壁，使其与模型座的底面及牙弓的正中线垂直，距离最后一颗牙远中约1/2牙冠的宽度。

3）修整上颌模型的侧壁，使其与前磨牙及磨牙颊尖的颊面平行。

4）修整上颌模型的前壁，呈尖形，其尖应对准上颌模型的中线。

5）完成上颌模型座的修整，将上颌模型座的后壁与两侧所形成的夹角磨去，使其形成一短段夹壁，并与原来夹角的平分线成垂直关系。

6）修整下颌模型底面与后壁，将上下颌模型按照咬合关系叠合，使下颌模型座的后壁与上颌后壁在同一平面上，其底面与上颌模型的底面平行，上下颌模型的叠合总高度约等于上颌模型高度的 2 倍。

7）以上颌模型为基准，修整下颌模型座的侧壁和夹壁，使其与上颌模型一致。

8）修整下颌模型座的前壁，使其成一圆弧形，与下牙弓的前部一致。

9）在修整完成的记存模型上标清中线、咬合关系、患者姓名、性别、年龄、取模日期、记存编号等。

（2）成品橡皮托成形法

1）选择大小合适的橡皮托，把上下颌模型在石膏修整机上修整，使模型的底部略大于𬌗方，模型的长宽要比橡皮托稍小，模型的厚度应使上下颌模型前庭处于与橡皮托同等高度。再将模型放入冷水中浸泡。

2）首先把上颌橡皮托置于垂直板的底部平面上，后壁紧贴垂直板的后壁，使橡皮托的中线与垂直板的中线相一致。

3）调拌适量的石膏倒入上颌橡皮托内，振荡，把已浸泡过的上颌模型置于托内，轻轻加压，使模型平面与橡皮托底部平行，前庭沟与橡皮托边缘平齐，模型中线与橡皮托中线对齐。

4）用调刀按橡皮托边缘形态修整模型，削去多余的石膏，用排笔刷平使其光滑，前庭沟及牙龈上附着的石膏应清除，以免影响模型的准确性及美观性。

5）用同样的方法灌制下颌模型，在下颌石膏凝固前，把上颌模型及橡皮托按正中关系与下颌模型对齐，且与后壁中线对齐，上下颌橡皮托后壁及两侧壁也要一致。

6）待石膏完全凝固后，将石膏模型与橡皮托分离。

7）在记存模型的后壁上用铅笔写上患者的姓名、年龄、取模日期及病历号等。

实训二 可摘矫治器常用固位装置的制作

（4学时）

【学习目标】

通过示教和实训操作，初步掌握可摘矫治器固位装置的弯制方法，并且熟悉可摘矫治器固位装置的功能与使用。

【实训内容】

1. 示教单臂卡、邻间钩、改良箭头卡环的弯制方法，讲解各装置的功能与使用。
2. 指导学生完成单臂卡、邻间钩、改良箭头卡环的制作。

【器材】

梯形钳、尖头钳、三齿钳、粗丝切断钳、雕刻刀、下颌石膏模型、不锈钢丝（直径分别为0.7mm、0.8mm、0.9mm）、常用蜡片、红蓝铅笔、酒精灯、长柄砂石车针、打火机或火柴、牙科电机（台钻）等。

【方法和步骤】

1. 示教单臂卡环的弯制

（1）卡环臂的形成 截取一段长约5cm、直径为0.8mm或0.9mm的不锈钢丝，用尖头钳将钢丝弯成一与基牙颊面颈缘线形态一致的圆滑弧形，在石膏模型上比试调整，使弧形大小适度，并与基牙密贴，最后将邻间隙的卡环末端调磨圆钝。

（2）连接体的形成　卡环臂形成后，在𬌗轴角处做标记，将钢丝沿基牙颊外展隙转至𬌗外展隙，使钢丝与模型密贴，再转至舌外展隙，但不能进入舌侧倒凹区，最后用三齿钳使钢丝与舌侧黏膜均匀离开 0.5mm 的间隙，末端弯制成曲，以增强卡环与塑料基托的连接强度。

2. 示教邻间钩的弯制　邻间钩又称颊钩，是正畸特有的固位体。通常用于第一、二前磨牙之间或前磨牙与磨牙之间，有时也可用于前牙之间，此称为唇钩。

（1）模型准备　用雕刻刀将石膏模型的邻间钩区龈乳头刻去 1mm，充分暴露邻间隙。

（2）（唇）颊钩的形成　截取一段长约 10cm、直径为 0.7mm 或 0.8mm 的不锈钢丝，用尖头钳夹住钢丝末端，弯成略小于 120°的钩，并将钩放入接触点稍下方邻间隙内，钩住邻接点，末端调磨圆钝。

（3）连接体的形成　钩形成以后，用尖头钳将钢丝沿两牙的（唇）颊外展隙转至𬌗外展隙，注意此段钢丝应与石膏模型贴合，然后再由𬌗外展隙转至舌外展隙，但不能进入舌侧倒凹区，最后用三齿钳将其转至舌侧组织面，均匀离开黏膜 0.5mm，末端弯制成曲，以增强其与塑料基托的连接强度。

3. 示教箭头卡环的弯制　弯制步骤参见图实训 −1。

（1）模型准备　在基牙颊面的近远中轴角近龈缘处，用雕刻刀在轴面及龈缘各刻去深约 0.5mm 的石膏，以加强卡环的固位。

（2）卡环桥部的形成　截取一段长约 15cm、直径为 0.7 ~ 0.8mm 的不锈钢丝，在钢丝的中部弯曲 90°，在距离约为两颊尖处做标记，同方向弯曲 90°，且整个钢丝在同一平面，形成卡环桥部。

（3）箭头的形成　桥部形成之后，用红蓝铅笔在钢丝上距离两内角顶端约 2 ~ 3mm 的位置做出标记，用尖头钳夹住该标记向相反方向弯折 180 度，形成两箭头，再用尖头钳夹住箭头平面，向基牙颊侧近远中邻间隙弯折，使箭头分别与基牙长轴和卡环桥部成 45°角。应注意：两箭头要与基牙颊面近远中轴角处的牙面贴合紧密，有利于固位。

（4）连接体的形成　两箭头形成后，用尖头钳将钢丝两游离端沿基牙近远中转至𬌗外展隙，此段钢丝应与石膏模型贴合，再将钢丝沿𬌗外展隙转至舌外展隙，但勿进入舌侧倒凹区，最后将其弯至舌侧组织面，均匀离开黏膜 0.5mm，末端弯制成曲，以增强其与塑料基托的连接强度。

4. 学生操作　学生根据示教方法，独立完成单臂卡环、邻间钩、改良箭头卡环的弯制。

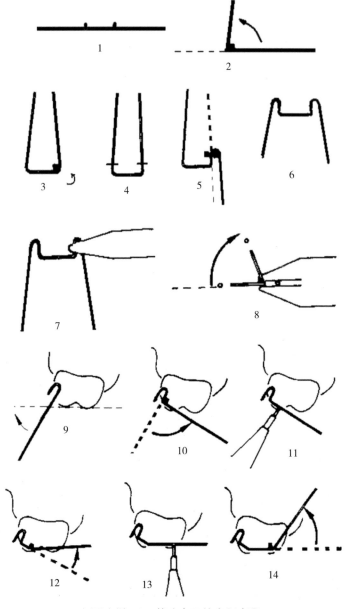

图实训-1 箭头卡环的弯制步骤

实训三 可摘矫治器常用功能装置的制作

（6学时）

【学习目标】

初步掌握可摘矫治器常用功能装置的弯制，并且了解其各自的功能。

【实训内容】

1. 示教双曲唇弓、双曲舌簧、分裂簧以及圈簧的制作过程。
2. 指导学生完成双曲唇弓、双曲舌簧、分裂簧以及圈簧的制作。

【器材】

梯形钳、尖头钳、日月钳、粗丝切断钳、上颌石膏模型、不锈钢丝（直径分别为 0.5mm、0.7mm、0.9mm）、红蓝铅笔、长柄砂石针、牙科电机（台钻）等。

【方法和步骤】

1. 示教双曲唇弓的制作

功能：用以辅助固位及内收切牙。

（1）先在模型上画出双曲唇弓的位置，取一段长约15cm、直径为 0.7 ~ 0.8mm 的不锈钢丝。用手将钢丝弯成与前牙唇面牙弓弧度基本一致的圆滑弧形，将其置于石膏模型前牙唇面切1/3与中1/3交界处比试，在钢丝中点处用有色笔做出标记，并将此标记对准模型中线。

（2）将钢丝中点对准模型中线，置于前牙唇面切、中1/3交界处，用红蓝铅笔在两侧尖牙唇面近中1/3与中1/3交界处做出标记，用尖头钳将钢丝两端向龈方弯折90度，再将钢丝置于模型上比试，在距龈缘根方约3mm处作一标记，用梯形钳将两钢丝末端向切方弯折，形成双侧规则的直U形曲至尖牙远中面。应注意：U形双曲不压迫或磨损模型，且离开模型0.5mm。

（3）双曲完成后，用尖头钳将钢丝两端沿尖牙与第一前磨牙之间，经殆外展隙，转向舌（腭）侧形成连接体，使之均匀离开组织面0.5mm，末端弯制成曲，以增强其与塑料基托的连接强度。

2. 示教双曲舌簧的制作

功能：常用于矫治舌向或腭向错位的牙。

（1）截取一段长约10cm、直径为 0.6（0.5）mm 的不锈钢丝，将钢丝一端置于被矫治牙的舌侧，目测其近远中径的宽度并用红蓝铅笔做出标志，再用梯形钳夹住钢丝的末端形成第一曲，使其宽度略窄于被矫治牙舌侧近远中宽度，该曲应与被矫治牙舌侧颈缘外形保持一致，游离端置于近中，末端调磨圆钝。

（2）第一曲形成后，用梯形钳夹住第一曲近中，回转弯制第二曲，此两曲应彼此平行，位于同一平面，使该平面与被矫治牙的长轴垂直。且注意：双曲的弧度要圆钝，切忌弯成锐角。

（3）弹簧双曲平面形成后，用尖头钳在双曲平面中央夹住该平面，将钢丝末端向下弯折，形成与弹簧平面约成90度的连接体，其末端弯制成曲，以加强同塑料基托的连接强度。

3. 示教分裂簧的制作

功能：常用于扩大牙弓，又叫扩弓簧或菱形簧。

分裂簧由口部、体部、底部及连接体组成：菱形尖端为底，近似于锐角，与其相对的开口处为口，而介于口和底之间的钝角则为体。

（1）菱形簧底部的形成　截取一段长约10cm、直径为0.9（1.0）mm的不锈钢丝，先在钢丝中点处用有色笔作一标记，再用梯形钳夹住此标记弯制形成小于90°的菱形尖端，注意弯制成的角应圆钝，以免加力时折断。

（2）菱形体部的形成　通常体部长10~20mm。用有色笔在钢丝两端距尖端大约7mm的位置做出标记，再用日月钳在此标记处向内弯折，形成大于90度的钝角，体部左右宽6~8mm，此时钢丝两端相互交叉。

（3）菱形口部的形成　菱形簧体部形成后，用日月钳于钢丝两端交叉处向外弯折，形成宽1~2mm的菱形开口，并且该口正对腭中缝。

（4）连接体的形成　簧口形成后，用日月钳或三齿钳将钢丝沿腭皱襞弯折，在尖牙与第一前磨牙之间转弯，末端弯制成曲，形成连接体。连接体形成后，分裂簧各部分均匀离开黏膜1~2mm，以防加力时压迫腭部黏膜产生疼痛；为了使分裂簧在加力时便于调节，簧应距离基托3~4mm的间隙；另外，埋入基托内的连接体应有足够长度以加强固位，大约为连接体总长度的2/3。

4. 示教圈簧的制作

功能：可使错位牙向近远中向或唇舌向移动，也可用于压低前牙。

圈簧由三部分组成：弹簧臂、圈、连接体。

（1）圈的形成　截取一段长约10cm、直径为0.5（0.6）mm的不锈钢丝，用梯形钳夹住钢丝中央，将钢丝两端反方向作180°扭转，弯制成曲别针形状的小圈，直径为2~3mm，根据需要也可弯制成两个小圈（此时钢丝两端方向相反）。

（2）弹簧臂的形成　圈形成后，根据矫治的需要，将钢丝游离端弯制成一定形状的弹簧臂，以适应不同位置的安放。

（3）连接体的形成　弹簧臂形成后，用梯形钳将钢丝另一端沿腭侧组织形成连接体，均匀离开黏膜0.5mm，末端弯制成曲。

5. 学生操作　根据示教，指导学生独立完成双曲唇弓、双曲舌簧、分裂簧以及圈簧的制作。

实训四　可摘矫治器的基托及解剖式𬌗垫的制作

（4学时）

【学习目标】

熟练掌握可摘矫治器的基托及解剖式𬌗垫的制作技术。

【实训内容】

1. 示教可摘矫治器的基托及解剖式𬌗垫的制作过程。
2. 学生按照示教方法，独立完成可摘矫治器的基托以及解剖式𬌗垫的制作。

【器材】

前牙反𬌗石膏模型、模型石膏、自凝树脂、调杯、分离剂、红蜡片、长柄砂石针、简易𬌗架、雕刻刀、蜡刀、橡皮碗、石膏调刀、酒精灯、红蓝铅笔、牙科电机（台钻）、技工打磨机等。

【方法和步骤】

1. 示教可摘矫治器基托的制作

（1）确定𬌗关系，固定石膏模型 先在上颌石膏模型上用红蓝铅笔标出基托的伸展范围，均匀涂一层分离剂，以免塑料与模型石膏黏合。按照上下颌咬合关系固定好，石膏模型用水浸透，将模型固定于简易𬌗架上。

（2）塑料基托的制作 在调杯中放入适量自凝牙托粉，再将自凝牙托水逐滴加入，使粉完全浸润，调和均匀后加盖密闭，以防单体挥发。稀糊末期时，在上颌石膏模型上已划出的基托范围内，用蜡刀蘸单体将塑料涂塑好。基托厚薄均匀，厚2mm，边界清晰，与黏膜接触的组织面不应有气泡。

2. 示教上颌解剖式𬌗垫的制作

（1）制作蜡𬌗记录 将红蜡片烤软后折叠，铺压在上颌石膏模型后牙区𬌗面上，然后将𬌗架关闭，模拟正中咬合，以打开前牙锁结关系为标准，重新调节、固定固位螺丝，确保颌间距离不会改变。

（2）制作解剖式𬌗垫 打开𬌗架，去除蜡𬌗记录，并在上颌石膏模型后牙的𬌗面上涂分离剂。在调杯中放入适量自凝树脂，调匀后加盖；待塑料至面团期时，用蜡刀取出塑料置于后牙𬌗面上，蘸单体轻轻加压，与基托连为一体；再将𬌗架关闭，上下牙进行咬合；在可塑期内修去多余塑料，完成整个外形的修整。

（3）打磨、抛光 塑料硬固后，将基托从石膏模型上取下，打磨、抛光，制作完成。

3. 学生操作 学生按照示教方法，独立完成可摘矫治器的基托以及解剖式𬌗垫的制作。

实训五 肌激动器的制作

（4学时）

【学习目标】

初步掌握肌激动器的结构、制作及临床应用。

【实训内容】

1. 示教肌激动器的制作，并讲解其功能。
2. 指导学生完成肌激动器的制作。

【器材】

梯形钳、日月钳、粗丝切断钳、红蓝铅笔、蜡刀、雕刻刀、橡皮碗、酒精灯、石膏调刀、直径为0.9mm或1.0mm的不锈钢丝、常用蜡片、前牙深覆盖的全牙列石膏模型、简易𬌗架、模型石膏、自凝树脂、长柄砂石车针、牙科电机（台钻）等。

【方法和步骤】

1. 示教肌激动器的制作

（1）确定𬌗关系，固定石膏模型　确定蜡𬌗关系，上简易𬌗架，固定好石膏模型。

（2）弯制诱导丝　一般用0.9~1.0mm的硬不锈钢丝弯制，可弯制成普通的双曲唇弓。唇弓可将肌肉的矫治力传导到上前牙，如果上前牙腭侧牙槽部分的基托被调磨缓冲，上前牙在唇弓的影响下将向腭侧倾斜移动。

（3）基托的形成　塑料基托是肌激动器的主体。基托的上颌部分覆盖整个上腭部，达第一恒磨牙的远中；下颌部分向下延伸至口底，后缘必须达到下颌磨牙舌面的远中。上下基托相连，在前牙区形成下切牙塑料帽。后牙区相应的基托部分有牙萌出的引导面，通过调磨塑料导面，可以控制、引导后牙的垂直向萌出。

2. 学生操作　学生按照示教步骤，独立完成肌激动器的制作。

实训六　丝圈式缺隙保持器的制作

（3学时）

【学习目标】

初步掌握丝圈式缺隙保持器的制作方法。

【实训内容】

1. 示教丝圈式缺隙保持器的制作。
2. 学生按照示教步骤，独立完成丝圈式缺隙保持器的制作。

【器材】

下颌石膏模型、钢丝线锯、金冠剪、直径为0.8mm的不锈钢丝、焊媒、银焊合金、蜡片、中熔包埋材料、抛光膏、雕刻刀、梯形钳、尖头钳、酒精灯、焊枪、技工打磨机、小砂石、橡皮轮、绒轮等。

【方法和步骤】

1. 模型准备 用雕刻刀去除下颌石膏模型右下5的牙冠，应注意勿伤及邻牙，并模拟天然牙缺失后的牙槽嵴形态，将缺隙修整好，选配带环就位。

2. 阻挡丝的弯制 截取一段长约5cm、直径约为0.8mm的不锈钢丝弯制阻挡丝，阻挡丝顶端略呈一凹形，避免妨碍缺隙近中牙齿的生理性运动。弯制时最好先画好外形线，阻挡丝的焊接部分位于基牙的颊舌侧，长度为基牙近远中径的2/3，高度为基牙临床冠的1/2，并与咬合面平行，整个曲应圆滑、流畅。应注意：丝圈均匀离开黏膜约1~2mm的间隙，切忌与黏膜接触。

3. 焊接 通过加热的方式，将两个分离的金属连接成一个整体的方法称为焊接。

（1）在带环焊接区滴入适量的蜡，将丝圈和带环固定在一起。

（2）非焊接区用中熔包埋材料包埋，充分暴露焊接区。

（3）在焊接区涂适量焊煤，先加热焊接区四周至樱红色，再加热焊接区，取适量的银焊合金加热使其熔化流入焊缝，布满焊接区。

（4）将焊接模投入水中，去除包埋料，取出保持器，然后打磨、抛光，制作完成。

4. 学生操作 学生根据示教操作步骤，独立完成丝圈式缺隙保持器的制作。

实训七　上颌双侧后牙𬌗垫式矫治器的制作

（2学时）

【学习目标】

通过实训，初步掌握上颌双侧后牙𬌗垫式矫治器的制作方法，并且了解其主要功能。

【实训内容】

1. 示教上颌双侧后牙𬌗垫式矫治器的制作步骤，并且讲解其主要功能。

2. 指导学生独立完成上颌双侧后牙𬌗垫式矫治器的制作。

【器材】

尖头钳、梯形钳、日月钳、粗丝切断钳、不锈钢丝（直径分别为0.5mm、0.9mm）、红蜡片、红蓝铅笔、蜡刀、石膏调刀、橡皮碗、前牙反𬌗石膏模型、毛笔、分离剂、模型石膏、化学固化型树脂（自凝牙托粉、自凝牙托水）、打火机、酒精灯、长柄砂石针、牙科电机、𬌗架、磨头等。

【方法和步骤】

1. 确定殆关系，固定石膏模型

（1）取前牙反殆石膏模型并用水浸透。

（2）将殆架平放于台面上，调整固定各部位螺丝。

（3）将上、下颌模型上殆架。

（4）取蜡殆记录。升高咬合，其高度以脱离前牙锁结关系为标准，使上、下前牙间大约留有 1~2mm 的间隙。

（5）重新调整、固定殆架的固位螺丝，去除蜡殆记录。

2. 固位装置及功能附件的弯制

（1）单臂卡环的制作　截取一段长约 10cm、直径为 0.9mm 的不锈钢丝，在上颌第一恒磨牙上弯制单臂卡环，卡环的游离端朝向近中，末端调磨圆钝。

（2）邻间钩的制作　在上颌第一、二前磨牙之间龈乳头处，刻除 1mm 的石膏，然后截取一段长约 10cm、直径为 0.7mm 的不锈钢丝，弯制邻间钩，钩位于邻间隙接触点稍下方近龈处，末端调磨圆钝。

（3）双曲舌簧的制作　截取一段长约 10cm、直径为 0.5mm 的不锈钢丝，于反殆牙的舌面弯制双曲舌簧，应注意舌簧的双曲平面应垂直于被矫治牙的牙长轴。

3. 弯制后的固定　用蜡将已弯制好的单臂卡环、邻间钩固定于基牙的颊侧，双曲舌簧固定于被矫治牙的舌侧。

4. 涂分离剂　用红蓝铅笔在石膏模型上标出基托的伸展范围，并且在双侧后牙殆面及基托范围内均匀涂抹一层分离剂。

5. 基托与殆垫的形成　取适量自凝牙托粉于清洁干燥的调杯内，缓缓加入自凝牙托水至粉完全被液浸润，调塑刀调拌均匀后加盖，注意顺着一个方向搅拌。待稀糊期开始涂塑，将单臂卡环、邻间钩以及双曲舌簧的连接体均包埋于基托内，可用蜡勺或戴有指套的手指蘸用单体，将基托涂抹光滑。待塑料达面团期时，取适量塑料置于上颌双侧后牙殆面上轻轻加压，涂塑形成殆垫雏形，其厚度以解除前牙锁结关系后再升高 1~2mm 为宜。于塑料尚未硬固之前，将殆架关闭，用雕刻刀仔细修除多余塑料，再用蜡勺蘸单体将殆垫与基托连接成一整体。

6. 打磨、抛光　待塑料完全硬固后将矫治器从石膏模型上取下，先粗磨基托边缘及厚薄，再将基托及殆垫进行细磨，之后再用细砂石打磨基托及殆垫磨光面，最后用湿布轮蘸抛光粉糊剂仔细磨光。注意打磨过程当中，产热会导致基托变形，因此应边浸水冷却边打磨。

7. 试戴　将制作好的上颌双侧后牙殆垫式矫治器在石膏模型上试戴，并进行仔细检查。

8. 学生操作　指导学生独立完成上颌双侧后牙殆垫式矫治器的制作。

实训八 上颌平面导板矫治器的制作

（2 学时）

【学习目标】

通过示教及实训操作，初步掌握上颌平面导板矫治器的制作方法和临床应用。

【实训内容】

1. 示教上颌平面导板矫治器的制作，并讲解其功能。
2. 指导学生完成上颌平面导板矫治器的制作。

【器材】

日月钳、梯形钳、粗丝切断钳、酒精灯、红蜡片、蜡刀、调杯、石膏调刀、橡皮碗、简易殆架、红蓝铅笔、前牙深覆殆全牙列石膏模型、直径 0.7mm 的不锈钢丝、模型石膏、化学固化型树脂（自凝牙托粉、自凝牙托水）、打磨砂石、牙科电机等。

【方法和步骤】

1. 示教上颌平面导板矫治器的制作

（1）确定殆关系，上殆架 首先将深覆殆的上下颌石膏模型按照其咬合关系固定好，再用水浸湿模型，调好石膏固定于简易殆架上。

（2）涂分离剂 在上颌模型腭侧用红蓝铅笔标画出基托的伸展范围，并且均匀涂上一层分离剂。

（3）弯制固位体 用直径 0.7mm 或 0.8mm 的不锈钢丝弯制邻间钩或单臂卡。

（4）上颌平面导板与基托的形成 取适量自凝牙托粉于调杯中，滴入适量自凝牙托水，使粉完全浸润，调拌均匀后加盖。至稀糊期时，用蜡刀取适量塑料涂塑于基托范围内，并在前牙腭侧黏膜区域形成一半月形的平面板，其前后径宽度为 7～8mm，左右达两侧尖牙之远中，使该平面板与殆平面平行，然后关闭殆架进行咬合，使下前牙咬在平面板上，至上下后牙殆面之间打开 1.5～2.0mm 的间隙。此时重新调整固定殆架固位螺丝，再将殆架打开，用蜡刀蘸用单体涂塑平面板与基托，使之厚薄均匀，表面光滑，修整腭侧基托边缘至牙的非倒凹区。

（5）打磨、抛光 塑料完全硬固后，将矫治器从模型上取下打磨、抛光，完成制作。

（6）试戴 将矫治器置于模型上试戴，关闭殆架，进一步检查调整。

2. 学生操作 学生根据示教，独立完成上颌平面导板矫治器的制作，并熟悉其功能。

实训九　霍利（Hawley）保持器的制作

（3 学时）

【学习目标】

通过实践操作，能够初步掌握霍利保持器的制作方法。

【内容】

1. 老师讲解霍利保持器的基本结构、制作方法及其功能。
2. 指导学生独立完成霍利保持器的制作。

【器材】

上颌石膏模型、直径为 0.7mm 及 0.9mm 的不锈钢丝、霍利保持器示教模型及结构图、有色笔、毛笔、红蜡片、分离剂、化学固化型树脂（自凝牙托粉、自凝牙托水）、砂石针、火柴或打火机、尖头钳、日月钳、卡断钳、蜡刀、酒精灯、调杯、牙科电机（台钻）等。

【方法和步骤】

1. 展示讲解　由老师展示霍利保持器结构图及其示教模型，并讲解其制作要点和功能。霍利保持器是目前临床最常用的一种可摘保持器，由三部分组成：双曲唇弓、一对单臂卡环和基托。

2. 详细示教霍利保持器的制作过程

（1）制作前准备，包括修整石膏模型，用有色笔标出双曲唇弓、单臂卡环和基托的位置。

（2）用直径为 0.8～0.9mm 的不锈钢丝弯制双曲唇弓，钢丝经尖牙与第一前磨牙的颊外展隙、𬌗外展隙至腭侧，形成连接体，具体方法参照实训三。

（3）用直径为 0.9mm 的不锈钢丝在最后磨牙上弯制单臂卡环，卡环的游离端止于近中，具体方法参照实训二。

（4）将弯制好的双曲唇弓和单臂卡环在石膏模型的唇、颊侧用蜡固定好。

（5）用毛笔蘸适量分离剂涂于模型上已标示出的基托部位。

（6）调拌化学固化型树脂，到达稀糊期时开始用雕刻刀蘸单体涂塑基托，其厚度应均匀，约为 2mm，并将各连接体包埋好，基托组织面不能有气泡，应注意动作要迅速，在可塑期内将基托外形完成。

（7）待塑料至橡胶期时，从模型上取下霍利保持器，塑料硬固后打磨、抛光，完成全部操作。

3. 学生操作　指导学生独立完成霍利保持器的制作。

实训十 负压压膜保持器的制作

（2 学时）

【学习目标】

通过实践操作，能够初步掌握负压压膜保持器的制作方法。

【内容】

1. 老师讲解负压压膜保持器的基本结构、制作方法及其功能。
2. 指导学生独立完成负压压膜保持器的制作。

【器材】

负压真空成型机、上颌石膏模型、127mm×127mm 厚度为 1mm 的高分子材料塑胶片、牙科电机（台钻）、小剪刀、裂钻等。

【方法和步骤】

1. 展示与讲解　由老师展示负压压膜保持器结构图及其示教模型，并讲解其制作要点和功能。

2. 示教负压压膜保持器的制作

（1）取印模，灌注硬质石膏模型，待石膏模型凝固后修整边缘，尽量减小倒凹。

（2）将修整好的模型放到真空机吸盘上。

（3）在成型机上放置塑胶片，夹紧，抬至加热处。

（4）打开加热开关观察胶片的软度，待胶片加热均匀，将拉杆压下使加热后的软胶片覆盖在石膏模型上。

（5）用真空机抽吸 15~20 秒以确保成型。

（6）将加热器移开，待模片冷却 60 秒后将其取下。

（7）用笔在胶片外按牙龈缘划出标记，用剪刀将多余的部分修剪掉，或用裂钻直接沿龈缘下 2mm 将其磨下，磨光边缘，保留牙龈缘下 0.5mm。

（8）修剪完毕后，将牙套再次放到模型上，检查是否吻合，完成全部操作。

3. 学生操作　指导学生独立完成负压压膜保持器的制作。

附录

口腔正畸工艺技术教学大纲

一、课程的性质和任务

口腔正畸工艺技术是中等医药卫生职业教育口腔修复工艺技术专业的一门专业课程。主要内容包括错𬌗畸形的病因、临床表现、诊断、预防和配合临床矫治的基本知识，重点介绍矫治器的制作技术。主要任务是使学生具备技能型高素质劳动者所必需的口腔正畸学的基础知识和基本技能，对错𬌗畸形的病因机制具有初步认识，了解矫治器的作用原理以及在常用矫治器的制作方面有一定的实际操作技能，初步形成解决实际问题的能力，同时逐步培养学生的辩证思维和创新意识，养成良好的职业道德习惯。

二、教学目标

1. 了解错𬌗畸形的基本知识。
2. 熟悉错𬌗畸形的病因、发病机制及早期预防的矫治原则。
3. 掌握常用矫治器的制作方法和步骤。
4. 学会阅读正畸病历及矫治器设计图。
5. 学会对矫治方案及其矫治器设计的初步理解。
6. 熟练掌握常见可摘矫治器的制作工艺。
7. 培养严谨的学习态度和工作作风。
8. 形成对病人高度负责的良好职业道德。

三、教学时间分配

教学内容	学 时		
	理论	实训	合计
一、绪论	1	0	1
二、错𬌗畸形的病因	1	0	1
三、错𬌗畸形的分类	2	0	2

续表

教学内容	学 时		
	理论	实训	合计
四、错𬌗畸形的检查和诊断	2	3	5
五、正畸治疗的生物机械原理	1	0	1
六、矫治器及其制作技术	7	18	25
七、错𬌗畸形的早期矫治	2	3	5
八、常见错𬌗畸形的矫治	6	4	10
九、矫治后的保持	1	5	6
合 计	23	33	56

四、教学内容和要求

单 元	教 学 内 容	教学要求	教学活动参考	参考学时	
				理论	实训
一、绪论	（一）基本概念	了解	理论讲授	1	
	（二）错𬌗畸形的临床表现	熟悉	多媒体演示		
	（三）错𬌗畸形的患病率	了解			
	（四）错𬌗畸形的危害性	了解			
	（五）错𬌗畸形的矫治方法	熟悉			
	（六）错𬌗畸形的矫治标准和目标	熟悉			
二、错𬌗畸形的病因	（一）遗传因素	了解	理论讲授	1	
	（二）环境因素	了解	多媒体演示		
三、错𬌗畸形的分类	（一）安格尔（Angle）错𬌗分类	掌握	理论讲授	2	
	（二）毛燮均错𬌗分类	熟悉	多媒体演示		
四、错𬌗畸形的检查和诊断	（一）一般检查	了解	理论讲授	2	
	（二）模型分析	掌握	多媒体演示		
	（三）照相	了解			
	（四）一般 X 线检查	了解			
	（五）X 线头影测量	了解			
	（六）诊断与矫治计划	熟悉			
	实训 1：记存模型的制取与修整	熟练掌握	技能实训		3
五、正畸治疗的生物机械原理	（一）正畸治疗过程中的组织反应	了解	理论讲授	1	
	（二）矫治力	熟悉	多媒体演示		
	（三）牙移动的类型及组织反应	了解			
六、矫治器及其制作技术	（一）概述	熟悉	理论讲授	7	
	（二）机械性可摘矫治器	掌握	多媒体演示		
	（三）功能性可摘矫治器	掌握			
	（四）固定矫治器	了解			
	（五）矫形力矫治器	掌握			

续表

单 元	教 学 内 容	教学要求	教学活动参考	参考学时	
				理论	实训
六、矫治器及其制作技术	实训2：可摘矫治器常用固位装置的制作	熟练掌握	技能实训		4
	实训3：可摘矫治器常用功能装置的制作	熟练掌握	技能实训		6
	实训4：可摘矫治器的基托及解剖式𬌗垫的制作	熟练掌握	技能实训		4
	实训5：肌激动器的制作	掌握	技能实训		4
七、错𬌗畸形的早期矫治	（一）错𬌗畸形的早期预防及预防性矫治	熟悉	理论讲授多媒体演示	2	
	（二）错𬌗畸形的阻断性矫治	了解	示教		
	（三）错𬌗畸形的早期生长控制	了解			
	实训6：丝圈式缺隙保持器的制作	熟练掌握	技能实训		3
八、常见错𬌗畸形的矫治	（一）牙列拥挤	熟悉	理论讲授	6	
	（二）前牙反𬌗	熟悉	多媒体演示		
	（三）前牙深覆盖	熟悉	示教		
	（四）后牙反𬌗	了解	讨论		
	（五）锁𬌗	了解			
	（六）深覆𬌗	熟悉			
	（七）开𬌗	了解			
	实训7：上颌双侧后牙𬌗垫式矫治器的制作	学会	技能实训		2
	实训8：上颌平面导板矫治器的制作	学会	技能实训		2
九、矫治后的保持	（一）矫治后复发的原因	了解	理论讲授	1	
	（二）保持的种类	了解	多媒体演示		
	（三）保持的方法	熟悉	示教		
	（四）保持的时间	了解			
	实训9：霍利（Hawley）保持器的制作	熟练掌握	技能实训		3
	实训10：负压压膜保持器的制作	熟练掌握	技能实训		2

五、大纲说明

（一）适用对象与参考学时

本教学大纲主要供中等医药卫生职业教育口腔修复工艺技术专业教学使用。总学时56学时，其中理论教学23学时，实训教学33学时。

（二）教学要求

1. 本课程对理论部分教学要求分为掌握、熟悉、了解三个层次。

掌握：指对基本知识、基本理论有较深刻的认识，并能综合、灵活地运用所学的知识解决实际问题。

熟悉：指能够领会概念、原理的基本含义，会应用所学的技能。

了解：指对基本知识、基本理论能有一定的认识，能够记忆所学的知识要点。

2. 本课程突出以能力为本位的教学理念，在实训技能方面分为熟练掌握、学会两个层次。

熟练掌握：能独立、正确、规范地完成常用基本技能的操作。

学会：即在教师的指导下能独立进行较为简单的技能操作。

（三）教学建议

1. 在教学中，教师要理论联系实际，循序渐进，充分利用现代教学媒体，提高学生的学习兴趣，激发学生积极主动的学习热情，引导学生综合运用所学知识独立解决实际问题。

2. 教师应采用灵活多样的教学方法，阐明要点，分解难点，使学生形成系统化的能力体系。

3. 本课程重点强调对学生技能水平的测试。评价方法可采用理论测试和实训操作考核相结合，必考与抽查相结合，培养学生具备良好的职业道德和基本的职业能力。

主要参考书目

[1] 傅名魁. 口腔正畸学. 第6版. 北京：人民卫生出版社，2012.

[2] 王春梅. 口腔正畸工艺技术实用教程. 北京：清华大学出版社，2010.

[3] 杜维成. 口腔正畸工艺技术. 第2版. 北京：人民卫生出版社，2008.

[4] 赵高峰. 口腔正畸学. 北京：人民卫生出版社，2006.

[5] 侯斐盈. 口腔正畸工艺技术. 北京：科学出版社，2005.

[6] 赵高峰. 口腔正畸学. 第2版. 北京：人民卫生出版社，2003.

[7] 段银钟. 口腔正畸临床技术大全. 北京：人民军医出版社，2003.

[8] 张丁. 多曲唇弓矫治技术. 北京：中国中医药出版社，2002.

[9] 曾祥龙. 现代口腔正畸学诊疗手册. 北京：北京医科大学出版社，2000.

[10] 施长溪. 临床牙颌畸形治疗学彩色图谱. 西安：世界图书出版西安公司，1999.

[11] 徐芸（译）. 口腔正畸学现代原理与技术. 天津：天津科技翻译出版公司，1996.